의역문답(醫易問答)

한의학박사　신민규, 김홍기 저

집문당

序 文

한의학의 최고 원전(原典)인 『황제내경(黃帝內經)』에는 역(易)에 대한 내용이 많이 있고, 『의학입문』의 선천도설에도 "學易而後에 可以言醫"라는 말이 있습니다. 이는 한의학을 연구하기 위해서 역학(易學)이 반드시 필요함을 표명한 것입니다.

저자들은 아산(亞山) 김병호(金炳浩) 선생님의 역경강의(易經講義)를 통해 역학이 어려운 학문이 아님을 알게 되었으며, 『주역』은 태극(太極)의 원리를 설명한 음양학설로서 시간과 공간을 포함한 우주만물의 변화를 상대성 원리로 해석한 대자연학임을 인식하게 되었습니다. 그러나 주역이 모든 학문 분야를 설명할 수 있는 사리(事理)의 철학일지라도 어떻게 한의학과 연계되며 운용되는 것인지를 구체적으로 알 방법이 없었습니다.

그 후 인연이 되어 서울 상도동의 토굴도인(土窟道人) 이재영(李在映) 선생님을 만나게 되었습니다. 선생님으로부터 소문(素問) 몇 편을 공부하면서 비로소 『내경(內經)』의 원리가 『역경(易經)』의 음양론(陰陽論)임을 깨닫게 되었습니다. 지금은 세상을 떠나서 만나 뵐 수 없으나, 역리를 통하여 음양론(陰陽論)을 이해하고, 인체의 생리와 병리 치료의 대강(大綱)을 세울 수 있는 묘리(妙理)가 역리(易理)에 있음을 알게 되었습니다.

이제 많은 한의학도들이 의역(醫易) 공부를 통해 정통 한의학에 접근하는 길을 열어 놓아야 합니다. 한의학의 현대화도 바른 한의학을 알고서 출발해야 합니다. 적당히 해도 되는 한의학이 아니며, 깊게 열심히 해야 문이 열리는 학문일 뿐만 아니라 세상의 사리(事理)를 판단할 줄도 아는 지혜롭고 위대한 학문임을 자각할 때 한의학의 미래는 밝을 것입니다.

저자들은 동문수학(同門受學)한 도반(道伴)으로서 그동안 각자 대학 강의에서 음양론의 기초가 되는 역리(易理)의 중요성을 절감하고 의역(醫易)에 관한 교재를 출판할 결심을 하였습니다. 의역(醫易)에서 가장 기초가 되는 내용부터 한의학의 초심자(初心者)가 알기 쉽게 이해할 수 있도록 서술하고 도해(圖解)하여 『의역문답(醫易問答)』으로 출간하게 되었습니다.

이 책을 통하여 역리(易理)를 바탕으로 한의학을 이해하는 데 조금이나마 도움이 되었으면 하는 바람입니다.

이 책의 출판에 많은 협조를 한 한의사 이은수 원장님과 이기훈 원장님에게 고마움을 전합니다. 아울러 정성을 다하여 편집·교정해 주신 집문당 남시중 부장님에게도 고마운 마음을 전합니다.

2006년 초가을 저자 識

일러두기

1. 이 책의 내용을 이해하기 위해서 부록에 정리된 '의역도표'의 내용을 먼저 숙지하시면 많은 도움이 됩니다.

2. 이해가 어려운 부분이 있더라도 긍정적으로 생각하고, 다음 문장으로 넘어가면서 의역도표를 참고하면 이해가 가능할 것입니다.

3. 전체의 문답을 이해한 후 다시 도표 내용을 종합적으로 이해하면 역리와 오행의 관계가 명료해질 것입니다.

4. 처음 읽을 때 '補充說明' 부분이 이해가 안 된다면 가볍게 읽고 지나가십시오.

차 례

第1章 『주역(周易)』과 팔괘(八卦)의 역리(易理)

인간은
자연으로부터 태어나서
자연 속에서 살다가
자연으로 돌아간다

자연 속의 만물은
예외없이 자연의 움직임에
따라간다

자연을 알면
인간을 알 수 있다

자연을 알 수 있는
선인의 방법이
易이다

第1節 역(易)과 『의학입문(醫學入門)』의 도설(圖說)

1. 역(易)의 구성(構成)과 용어(用語)

> 한의학(韓醫學)을 공부하기 위하여 역(易)을 알아야 한다고 하는데, 역(易)은 어떻게 구성되어 있으며 어떤 용어(用語)를 알아야 합니까?

【효(爻)】

주역(周易)에서 음양(陰陽)을 부호로 표시한 것을 효(爻)라고 하는데 효(爻)에는 양효(陽爻 ; ━)와 음효(陰爻 ; --)의 두 가지가 있습니다.

양효(陽爻)는 양(陽)의 개념을 표시하는 부호로 이어져 있는 '━'로 나타내고, 음효(陰爻)는 음(陰)의 개념을 표시하는 부호로 끊어져 있는 '--'로 나타냅니다.

【괘(卦)】

효(爻)가 모여서 하나의 의미를 지닌 집합체로 된 것을 괘(卦)라고 하는데, 세 개의 효(爻)로 이루어진 소성괘(小成卦)와 여섯 개의 효(爻)로 이루어진 대성괘(大成卦)로 구분됩니다.

【소성괘(小成卦)】

구체적 자연현상을 나타내기 위하여 태극(太極)에서 나온 음(陰 ; --)과 양(陽 ; —)의 부호를 천지인(天地人)의 삼재(三才)에 맞게 세 개를 거듭하여 하나의 괘(卦)로 만든 것을 소성괘(小成卦)라 하며 주역은 여덟 개의 소성괘(小成卦)로 구성되어 있습니다.

괘상(卦象)	괘명(卦名)	괘(卦)의 수(數) 및 상징	괘(卦)의 특징	오행(五行)
☰	건괘(乾卦)	일건천(一乾天)	건삼련(乾三連)	양금(陽金)
☱	태괘(兌卦)	이태택(二兌澤)	태상절(兌上絶)	음금(陰金)
☲	이괘(離卦)	삼리화(三離火)	이중절(離中絶)	화(火)
☳	진괘(震卦)	사진뢰(四震雷)	진하련(震下連)	양목(陽木)
☴	손괘(巽卦)	오손풍(五巽風)	손하절(巽下絶)	음목(陰木)
☵	감괘(坎卦)	육감수(六坎水)	감중련(坎中連)	수(水)
☶	간괘(艮卦)	칠간산(七艮山)	간상련(艮上連)	양토(陽土)
☷	곤괘(坤卦)	팔곤지(八坤地)	곤삼절(坤三絶)	음토(陰土)

〈소성괘(小成卦)의 구성〉

【대성괘(大成卦)】

자연현상이나 인간사를 소성괘(小成卦)로 모두 표현할 수 없으므로 소성괘(小成卦)를 거듭하여 새로운 괘(卦)를 만들었는데 이것을 대성괘(大成卦)라 합니다. 주역(周易)은 64괘(卦)의 대성괘(大成卦)로 구성되어 있으며, 각각의 대성괘(大成卦)에 괘사(卦辭)와 효사(爻辭)를 붙여 괘의 상(象)을 설명하고 있습니다.

그러므로 주역(周易)은 64괘의 괘사(卦辭)와 효사(爻辭)로 이루어진 경문(經文)입니다. 경문(經文)의 이해를 돕기 위해 후세에 보완한 십익(十翼)을 아울러『역경(易經)』이라고도 합니다.

䷀ 중천건(重天乾)	䷁ 중지곤(重地坤)
䷾ 수화기제(水火旣濟)	䷿ 화수미제(火水未濟)

〈대성괘(大成卦)의 예 및 괘명(卦名)〉

【효(爻)의 명칭】

효(爻)의 순서는 아래에서 위로 올라가는데, 맨 아래의 효를 초효(初爻)라 하고, 둘째 효를 이효(二爻)라 하며, 셋째 효를 삼효(三爻)라 하고, 넷째 효를 사효(四爻)라 하며, 다섯째 효를 오효(五爻)라 하고, 맨 위의 효를 상효(上爻)라 합니다.

【효(爻)의 명칭】

효(爻)의 순서에다 음양(陰陽)을 붙여서 초효(初爻)의 모양이『—』일 경우 초양(初陽),『--』일 경우 초음(初陰)이라 합니다. 나머지 효(爻)도 마찬가지로 효(爻)의 모양이 양(陽, —)인가 음(陰, --)인가에 따라서 이양(二陽) 혹은 이음(二陰), 삼양(三陽) 혹은 삼음(三陰), 사양(四陽) 혹은 사음(四陰), 오양(五陽) 혹은 오음(五陰), 상양(上陽) 혹은 상음(上陰)이라고 합니다.

또 생수(生數)에서 양수(陽數) 1, 3, 5의 합이 9이므로 양(陽)을 9라 하고, 음수(陰數) 2, 4의 합이 6이므로 음(陰)을 6이라 합니다.

초효(初爻)부터 상효(上爻)까지 효(爻)의 모양이 양(陽)인가 음(陰)인가에 따라 각각 초구(初九) 혹은 초육(初六), 구이(九二) 혹은 육이(六二), 구삼(九三) 혹은 육삼(六三), 구사(九四) 혹은 육사(六四), 구오(九五) 혹은 육오(六五), 상구(上九) 혹은 상육(上六)이라고 합니다.

그리고 인신(人身)에 맞추어 초효(初爻)는 하각(下脚), 2효(爻)는 경(脛), 3효(爻)는 고(股), 4효(爻)는 복(腹), 5효(爻)는 흉(胸), 상효(上爻)는 두(頭)로 나타내기로 합니다.

〈중지곤괘(重地坤卦)〉

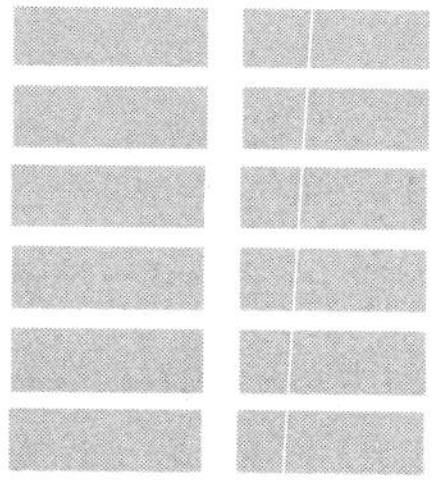

상효(上爻) : 상음(上陰), 상육(上六)
오효(五爻) : 오음(五陰), 육오(六五)
사효(四爻) : 사음(四陰), 육사(六四)
삼효(三爻) : 삼음(三陰), 육삼(六三)
이효(二爻) : 이음(二陰), 육이(六二)
초효(初爻) : 초음(初陰), 초육(初六)

〈중천건괘(重天乾卦)〉

상효(上爻) : 상양(上陽), 상구(上九)
오효(五爻) : 오양(五陽), 구오(九五)
사효(四爻) : 사양(四陽), 구사(九四)
삼효(三爻) : 삼양(三陽), 구삼(九三)
이효(二爻) : 이양(二陽), 구이(九二)
초효(初爻) : 초양(初陽), 초구(初九)

【십익(十翼)】

새가 날 때 날개(翼)가 돕는 것에 비유하여 『주역(周易)』 경문(經文)의 이해를 돕는다는 의미로 익(翼)이란 글자를 썼으며,

열 개의 익(翼)이 있다 하여 '십익(十翼)'이라 하였습니다. 전(傳)해온 것이란 뜻으로 '십전(十傳)'이라고도 하는데 단전상(彖傳上), 단전하(彖傳下), 상전상(象傳上), 상전하(象傳下), 계사전상(繫辭傳上), 계사전하(繫辭傳下), 문언전(文言傳), 설괘전(說卦傳), 서괘전(序卦傳), 잡괘전(雜卦傳)의 10개를 모두 합하여 십익(十翼)이라 합니다.

【내괘(內卦 ; 하괘)와 외괘(外卦 ; 상괘)】

소성괘(小成卦) 2개가 모여서 이루어진 대성괘(大成卦)에서 아래에 있는 소성괘(小成卦)를 내괘(內卦) 혹은 하괘(下卦)라 하고, 위에 있는 소성괘(小成卦)를 외괘(外卦) 혹은 상괘(上卦)라 합니다.

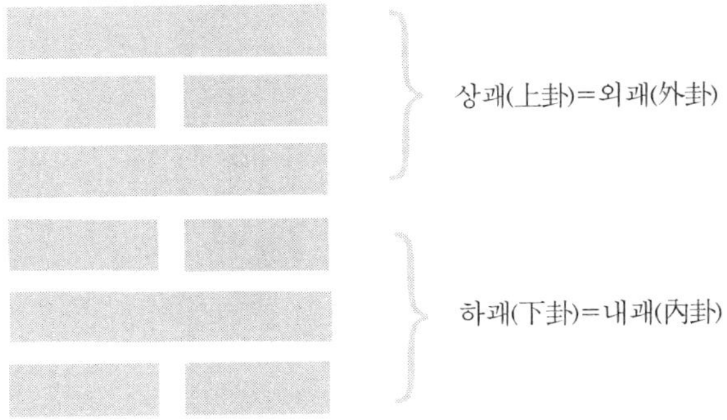

〈내괘(內卦)와 외괘(外卦)〉

【중정(中正)과 부중정(不中正)】

대성괘(大成卦)의 초효(初爻), 3효(爻), 5효(爻)를 양위(陽位)라 하고, 2효(爻), 4효(爻), 상효(上爻)를 음위(陰位)라 합니다. 2효(爻)를 내괘(內卦)의 중(中)이라 하고, 5효를 외괘(外卦)의 중(中)

이라 합니다.

내괘(內卦)의 중효(中爻 ; 2효)는 음(陰)의 위치이므로 음효(陰爻)면 중정(中正)이라 하고, 양효(陽爻)면 부중정(不中正)이라 합니다. 외괘(外卦)의 5효(爻)는 양(陽)의 위치이므로 양효(陽爻)면 중정(中正)이라 하고, 음효(陰爻)면 부중정(不中正)이라 합니다.

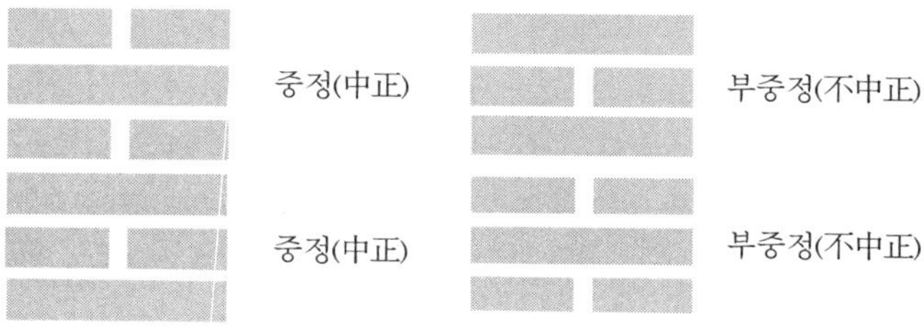

〈중정(中正)과 부중정(不中正)〉

【응(應)과 비(比)】

내괘(內卦 ; 하괘)의 초효(初爻)와 외괘(外卦 ; 상괘)의 초효(初爻), 내괘(內卦)의 2효(爻)와 외괘(外卦)의 2효(爻), 내괘(內卦)의 상효(上爻)와 외괘(外卦)의 상효(上爻)는 상응(相應)하는데, 상응(相應)하는 두 효(爻)가 각각 음양(陰陽)이면 정응(正應)이라 하고, 둘 다 음(陰)이거나 양(陽)이면 불응(不應)이라 합니다.

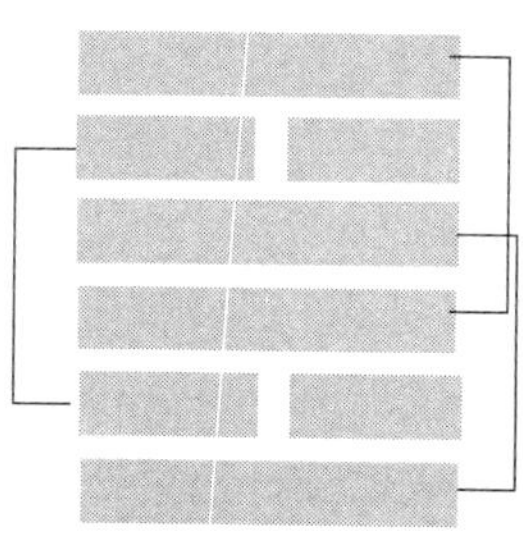

〈불응관계〉

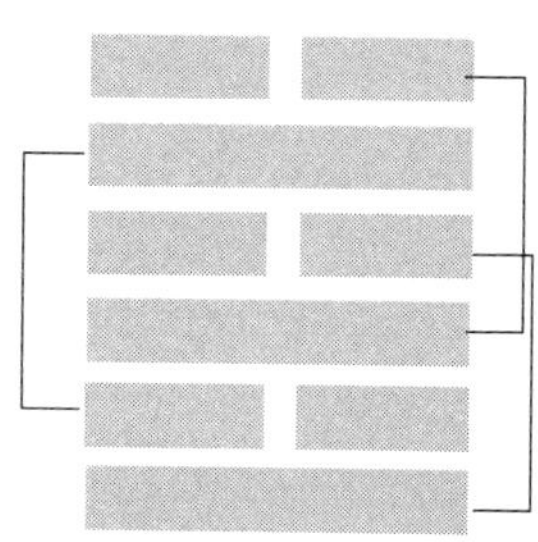

〈정응관계〉

64괘(卦) 중에서 수화기제괘(水火旣濟卦)가 가장 이상적인 괘(卦)의 모양이라 할 수 있으며, 서로 이웃하고 있는 두 개의 효(爻) 즉, 초효(初爻)와 2효(爻), 2효(爻)와 3효(爻), 3효(爻)와 4효(爻), 4효(爻)와 5효(爻), 5효(爻)와 상효(上爻)가 음양(陰陽) 관계에 있을 때는 비(比)라 합니다.

오효는 양이고 상효는 음이어서 비(比) 관계
사효는 음이고 오효는 양이어서 비(比) 관계
삼효는 양이고 사효는 음이어서 비(比) 관계
이효는 음이고 삼효는 양이어서 비(比) 관계
초효는 양이고 이효는 음이어서 비(比) 관계

〈비(比) 관계의 예〉

【주효(主爻)】

소성괘(小成卦)의 주효(主爻)는 세 개의 효(爻) 중에서 하나만 있는 효(爻)이거나 세 개가 다 있는 효입니다.

☰ : 건괘(乾卦)→양효(陽爻)→건삼련(乾三連)
☱ : 태괘(兌卦)→음효(陰爻)→태상절(兌上絶)
☲ : 이괘(離卦)→음효(陰爻)→이중절(離中絶)
☳ : 진괘(震卦)→양효(陽爻)→진하련(震下連)
☴ : 손괘(巽卦)→음효(陰爻)→손하절(巽下絶)
☵ : 감괘(坎卦)→양효(陽爻)→감중련(坎中連)
☶ : 간괘(艮卦)→양효(陽爻)→간상련(艮上連)
☷ : 곤괘(坤卦)→음효(陰爻)→곤삼절(坤三絶)

〈소성괘(小成卦)의 주효(主爻)〉

	☰ 一일 乾건 天천	☱ 二이 兌태 澤택	☲ 三삼 離리 火화	☳ 四사 震진 雷뢰	☴ 五오 巽손 風풍	☵ 六육 坎감 水수	☶ 七칠 艮간 山산	☷ 八팔 坤곤 地지
☰	重중 天천 乾건	澤택 天천 夬쾌	火화 天천 大대 有유	雷뇌 天천 大대 壯장	風풍 天천 小소 畜축	水수 天천 需수	山산 天천 大대 畜축	地지 天천 泰태
☱	天천 澤택 履리	重중 澤택 兌태	火화 澤택 睽규	雷뇌 澤택 歸귀 妹매	風풍 澤택 中중 孚부	水수 澤택 節절	山산 澤택 損손	地지 澤택 臨림
☲	天천 火화 同동 人인	澤택 火화 革혁	重중 火화 離리	雷뇌 火화 豊풍	風풍 火화 家가 人인	水수 火화 旣기 濟제	山산 火화 賁비	地지 火화 明명 夷이
☳	天천 雷뢰 无무 妄망	澤택 雷뢰 隨수	火화 雷뢰 噬서 嗑합	重중 雷뇌 震진	風풍 雷뢰 益익	水수 雷뢰 屯둔	山산 雷뢰 頤이	地지 雷뢰 復복
☴	天천 風풍 姤구	澤택 風풍 大대 過과	火화 風풍 鼎정	雷뇌 風풍 恒항	重중 風풍 巽손	水수 風풍 井정	山산 風풍 蠱고	地지 風풍 升승
☵	天천 水수 訟송	澤택 水수 困곤	火화 水수 未미 濟제	雷뇌 水수 解해	風풍 水수 渙환	重중 水수 坎감	山산 水수 蒙몽	地지 水수 師사
☶	天천 山산 遯둔	澤택 山산 咸함	火화 山산 旅려	雷뇌 山산 小소 過과	風풍 山산 漸점	水수 山산 蹇건	重중 山산 艮간	地지 山산 謙겸
☷	天천 地지 否비	澤택 地지 萃췌	火화 地지 晉진	雷뇌 地지 豫예	風풍 地지 觀관	水수 地지 比비	山산 地지 剝박	重중 地지 坤곤

〈대성괘(大成卦) 64괘(卦)〉

2. 『의학입문(醫學入門)』의 선천도(先天圖)

> 『의학입문(醫學入門)』의 처음에 선천도(先天圖)를 그려 놓고 "의학(醫學)을 연구하는 사람은 역(易)을 공부한 후에 하라"는 것은 무슨 뜻이며, 선천도(先天圖)에 담긴 의미는 무엇입니까?

先天圖

책의 처음에 일도상(一圖象)을 그려 선천도(先天圖)라 하고 "의학(醫學)을 공부하는 사람은 역(易)을 공부한 후에 의학(醫

學)을 말할 수 있다"라고 한 것은, 한의학(韓醫學)의 기본 원리인 태극(太極), 음양(陰陽), 오행(五行), 육기(六氣)와 자연의 상(象)・수(數)・이(理)는 역(易)으로써 깊이 이해할 수 있다는 것을 뜻합니다.

그러나 이 말이 역(易)을 공부할 때 『주역(周易)』의 괘사(卦辭)나 효사(爻辭)를 공부하라는 뜻만은 아닙니다. 역(易)을 공부하라는 것은 선천(先天)인 무극(無極)에서 태극(太極)으로 변화하고, 태극(太極)에서 양의(兩儀)를 생(生)하고, 양의(兩儀)에서 사상(四象)이 생(生)하고, 사상(四象)에서 팔괘(八卦)가 생성되는 생생(生生)의 이치를 궁구(窮究)하라는 것입니다.

그리고 역(易)의 근본이 되는 음양(陰陽)을 알기 위해서는 하도(河圖)와 낙서(洛書)로부터 상(象)・수(數)・이(理)의 이치를 알고, 선천팔괘(先天八卦)의 생성과 후천팔괘(後天八卦)에서 음양(陰陽)의 변화와 오행(五行)이 상생(相生) 상극(相克)하면서 만물이 생(生)・장(長)・화(化)・수(收)・장(藏)하는 이치를 연구해야 한다는 뜻으로 볼 수 있습니다.

선천도(先天圖)의 텅 빈 공간에는 무엇이든 담길 수 있는 이치가 있고, 진리의 본처(本處)를 상징하여 문자나 말이 필요 없으므로 선천도(先天圖)를 바라보는 사람의 마음에 따라 의미를 다르게 느낄 수 있습니다.

자연의 섭리와 인간의 심성(心性)은 본래 선천도(先天圖)와 같이 원융(圓融)하고 상(象)이 둘이 아닙니다. 그러므로 한의학(韓醫學)을 연구하는 사람은 자신을 관조(觀照)하여 일원상(一圓象)과 같이 적멸(寂滅)하고 무애자재(無碍自在)하는 마음으로 역(易)을 공부하고 의학(醫學)을 연구해야 한다라는 깊은 뜻이 담겨 있습니다.

【선천도설(先天圖說)】

『의학입문(醫學入門)』의 처음에 "역(易)을 공부한 연후에 의학(醫學)을 말할 수 있다고 했으나, 화(畫)를 공부하라는 것도 아니고 효(爻)를 공부하라는 것도 아니다. 잠시 마음을 관조(觀照)해 보라! 과연 화(畫)가 있는가? 효(爻)가 있는가? 원리(元理)·원기(元氣)가 혼연(渾然)하여 무간(無間)할 뿐이다.

천(天)을 낳고, 지(地)를 낳고, 인(人)을 낳고, 물(物)을 낳음에 모두 이 조화로 말미암아 그 주(主)가 되니 이생자(頤生者)가 이것을 알면 자연히 징분질욕(懲忿窒慾)하여 수화(水火)가 교태(交泰)하고, 제인자(濟人者)가 이것을 알면 자연히 변물거방(辨物居方)하여 심아(沈痾)가 돈복(頓復)한다.

책의 머리에 그 그림을 그려서 마음으로 책을 보고자 하는 자로 하여금 책을 엶에 숙연하여 지극히 간단하고 지극히 쉬워서 완미(玩味)함에 지혜가 열리게 하고자 하였다. 감히 말하노니 희황(羲皇)의 마음에까지 힘이 미쳐서 헌원(軒轅)과 기백(岐伯)의 미의(微意)를 엿볼 수 있겠는가? 이에 설(說)하노라!"라고 하였습니다.

3. 『의학입문(醫學入門)』의 후천도(後天圖)

선천도(先天圖)에는 의학도(醫學徒)가 근본 심성(心性)을 밝혀 역(易)을 공부한 후에 의학(醫學)을 연구해야 한다는 저자의 깊은 뜻이 숨겨 있다면 다음의 후천도(後天圖)는 어떻게 이해하면 좋을까요?

후천도(後天圖)를 화수미제괘(火水未濟卦)로 볼 때 수화(水火)가 교제(交濟)하지 못하면 백병(百病)의 원인이 된다는 것을 나타내고 있습니다.

이 괘상(卦象)을 보면 화기(火氣)를 의미하는 이괘(離卦)는 수기(水氣)를 의미하는 감괘(坎卦)의 위쪽에 자리하고 있어, 화기(火氣)는 더욱 상승하고 수기(水氣)는 더욱 하강하여 수화(水火)가 서로 교류하지 못하고 있는 모양입니다. 이는 후천도(後天圖)의 괘상(卦象)과 같이 수승화강(水升火降)이 되지 못하면 사람에게 백병(百病)이 생기게 된다는 이치를 강조한 것으로 볼 수 있습니다.

그리고 위의 그림을 후천팔괘(後天八卦)에서 남방에 있는 이괘(離卦)의 화기(火氣)와 북방에 있는 감괘(坎卦)의 수기(水氣)가 서로 교류하여 수승화강(水升·火降)하는 이치를 나타낸 것으로 해석할 수 있습니다.

감괘(坎卦)의 중효(中爻)가 양(陽)이므로 수기(水氣)가 상승하고, 이괘(離卦)의 중효(中爻)가 음(陰)이므로 화기(火氣)가 하강하여 수승화강(水升·火降)이 될 수 있습니다. 즉, 이는 심

(心)에서 진음(眞陰)이 하강하고, 신(腎)에서 진양(眞陽)이 상승하는 수승화강(水升火降)의 상태를 유지하라는 뜻으로 볼 수 있습니다.

또 다른 각도에서 보면 만물은 음양(陰陽)인 수화(水火)의 조화로 생성되고, 수화(水火)의 조화로 생(生)·장(長)·화(化)·수(收)·장(藏)하는 변화를 거듭하고 있다는 것을 나타낸 것으로 볼 수 있습니다.

사람은 수화(水火)로 인하여 태어나고, 수화(水火)로 인하여 성장하며, 수화(水火)로 인하여 병이 들고, 수화(水火)로 치료를 하며, 수화(水火)의 불균형으로 병들어 죽게 되므로 의자(醫者)는 수승화강(水升火降)하는 이치를 깊이 깨달아 의학(醫學)에 정진하여야 한다는 뜻으로도 볼 수 있습니다.

선천도(先天圖)는 문자도 없고 변화도 없는 적멸(寂滅)한 상태에서 생생(生生)의 기운이 내재하고 있는 것을 나타내고 있지만, 후천도(後天圖)는 위에 화(火)의 기운과 아래에 수(水)의 기운만 있는 화수미제(火水未濟)의 모양을 나타내고 있습니다.

천지(天地)의 상(象)을 나타낸 64괘(卦)의 마지막 괘(卦)인 화수미제괘(火水未濟卦)로 후천도(後天圖)를 대신한 이유는 수화(水火)라는 음양(陰陽)의 두 기운이 순환하여 수승화강(水升火降)하는 미묘한 이치가 화수미제괘(火水未濟卦)에 담겨져 있기 때문입니다. 성인(聖人)은 후천도(後天圖)에서 이런 이치를 깨달아야 함을 강조하고 있는 것은 아닐까요?

【후천도(後天圖)】

『의학입문(醫學入門)』의 후천도설(後天圖說)에 "사람의 백병(百病)은 모두 수화(水火)가 교제하지 못한 것으로부터 말미암는다. 그러므로 후천(後天)의 감괘(坎卦)와 이괘(離卦)가 선천(先天)을 이어 받는다.

혈(血)은 수(水)에 속하고 기(氣)는 화(火)에 속하니 혈(血)은 음(陰)이고 기(氣)는 양(陽)이다. 이괘(離卦)의 가운데 허(虛)한 곳에 진음(眞陰)이 있고, 감괘(坎卦)의 가운데 만(滿)한 곳에 진양(眞陽)이 있으니 음양(陰陽)의 허실(虛實)이 돌아가는 기틀을 깨달음에 의도(醫道)는 그 절반을 다 알았다 할 것이다"라고 하였습니다.

4. 『의학입문(醫學入門)』의 천지인물기후상응도(天地人物氣候相應圖)

후천도(後天圖)의 설명을 듣고 나서 주역(周易)의 괘상(卦象)에 숨어 있는 역리(易理)가 너무 깊고 수화(水火)가 얼마나 중요한지 알 수 있을 것 같습니다. 천지인물기후상응도(天地人物氣候相應圖)는 복잡하게 보이는데 어떻게 이해하면 되겠습니까?

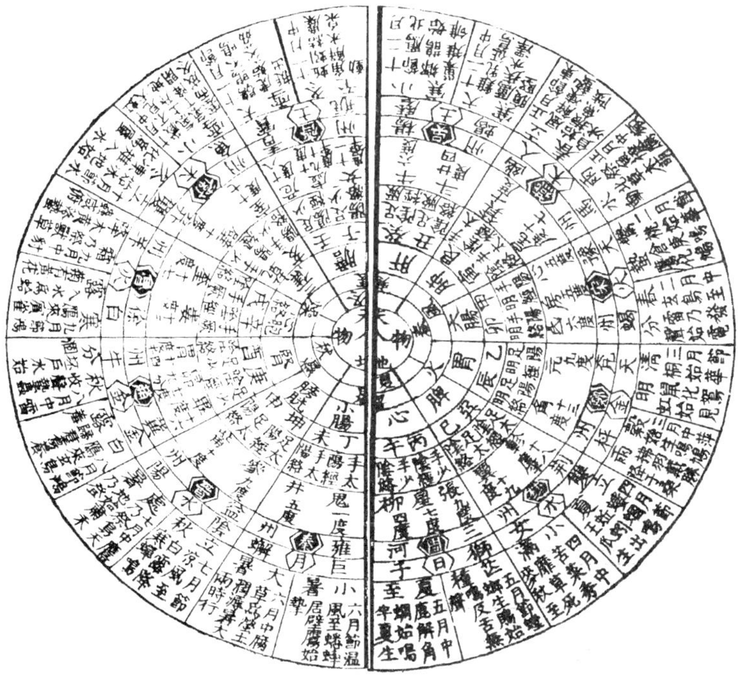

〈천지인물기후상응도(天地人物氣候相應圖)〉

도설(圖說)을 잘 음미하여 보면 만물의 변화는 1년의 기후 변화와 밀접한 관계에 있다는 것을 알 수 있습니다. 그러므로 천지인물기후상응도(天地人物氣候相應圖)에는 기상의학(氣象醫學)에 해당하는『내경(內經)』의 운기편(運氣篇)을 깊이 이해하여 질병의 예방과 치료에 정진하라는 뜻이 담겨 있다고 볼 수 있습니다.

상응도(相應圖)는 사람의 경락(經絡)과 오장육부(五臟六腑)가 기후의 변화와 밀접한 관계에 있다는 것을 나타내고 있고,

천간(天干), 지지(地支)와 팔괘(八卦)에 바탕을 둔 24절기(節氣)의 순환을 통하여 사람이 천지 만물과 상응하는 이치를 보여주고 있습니다.

그러므로 상응도(相應圖)는 천지인(天地人) 만물이 기후 변화에 순응하고 있는 이치를 궁구(窮究)하라는 것을 나타내고 있습니다. 즉, 사람의 기혈(氣血)과 장부(臟腑)도 24절기(節氣)의 기후 변화에 따라 순응하므로 섭생(攝生)의 근본도 여기에 두어야 함을 나타낸 것입니다.

【천지인물기후상응도설(天地人物氣候相應圖說)】

『의학입문(醫學入門)』의 천지인물기후상응도설(天地人物氣候相應圖說)에 "5일(日)이 1후(候)가 되고, 3후는 1절기(節氣)가 되고, 2절기는 1월(月)이 되며, 60일(日)이 4절기이고, 3개월(個月)이 1시(時)이고, 4시가 1세(歲)가 되니 주천(周天) 365도 1/4을 1년의 수(數)로 삼는다.

5일에 1후(候)가 변하는 것은 토수(土數)가 찼기 때문이니 5일이 다 되어도 후(候)가 변하지 않는 것은 1후의 재앙(災殃)이다.

3월의 양토(陽土)인 진토(辰土)는 만물을 생육(生育)하고, 9월의 양토(陽土)인 술토(戌土)는 만물을 수장(收藏)하니, 토(土)야말로 만물을 시작하게 하고 마치게(終) 하는 것이다"라고 하였습니다.

第2節 『주역(周易)』의 이해(理解)

1. 『주역(周易)』의 생성(生成)

팔괘(八卦)의 생성과 음양(陰陽)의 변화(變化)를 밝힌 주역(周易)을 어떻게 이해하면 됩니까?

『주역(周易)』은 언제, 누구의 저작인가에 대하여 많은 설(說)이 있으나 옛 사람들은 위대한 업적에 대한 공을 성인(聖人)에게 돌리는 경향이 많았습니다.

『주역(周易)』은 인간의 길흉화복(吉凶禍福)을 미리 알아내려는 염원에서 생긴 점서(占書)라고 단정하여 의학(醫學)과는 아무런 관계가 없다고 생각하는 것은 잘못된 판단입니다.

『주역(周易)』은 천지 자연의 이치를 간결하고 질서정연하게 기술한 바, 자연의 섭리를 필연의 법칙으로 보고 인간사(人間事)에도 그대로 적용된다고 본 것으로 철학적 가치를 지니는 책입니다.

『주역(周易)』에 있는 선천하도(先天河圖)와 후천낙서(後天洛書)에서 출발한 음양오행(陰陽五行)의 상생상극(相生相克) 이치로 인신(人身)을 이해하고 질병을 치료하는 학문이 한의학(韓醫學)입니다. 그러므로 한의학(韓醫學)은 『주역(周易)』이 갖고 있는 역리(易理)와 깊은 관계가 있습니다.

따라서 『주역(周易)』을 통하여 음양(陰陽)의 변화와 선천(先天)의 오행(五行) 생성과 후천(後天)의 오행(五行) 변화를 이해한 후에야 장부(臟腑)의 기능과 기혈(氣血)의 순환, 삼음삼양(三陰三陽)인 육경(六經)의 작용을 이해할 수 있습니다.

역(易)이 자연관찰에서 출발하였다면 천도(天道), 지리(地理)와 만물(萬物)을 살펴보고 나서 태양이 떠서 밝으면 만물이 동(動)하고, 태양이 져서 어두우면 만물이 정(靜)한다는 것을 알았을 것입니다. 만물이 태양(日)과 달(月)의 영향을 받아 움직이는 것을 관찰하고, 이를 통해 자연 현상의 변화와 만물의 관계를 전체로써 포괄할 수 있는 원리를 음양(陰陽)의 부호로 표시하고자 한 것에서부터 역(易)이 출발되었습니다.

역(易)의 음효(陰爻, --)와 양효(陽爻, —)는 사람과 동물의 성기(性器)에서 취상(取象)하였다고도 말합니다. 그런데 이는 하늘(天)의 성품을 가진 양(陽)의 부(父)와 땅(地)의 성품을 가진 음(陰)의 모(母)가 상합(相合)하여 자기를 출생시킨 것을 의미하며, 생(生)·노(老)·병(病)·사(死)의 변화를 거치게 하는 근원이 남녀의 성(性)에 있음을 의미하기도 합니다.

그러므로 『주역(周易)』의 역리(易理)를 통한 음양(陰陽)과 오행(五行)의 변화를 이해할 때, 의서(醫書)인 『내경(內經)』에서 언급하는 사람의 음양(陰陽) 변화를 온전하게 이해할 수 있습니다.

【역(易)의 유래(由來)】

왕필(王弼) : 8괘(卦)와 64괘(卦)를 모두 복희씨(伏羲氏)가 창안(創案)하였다고 하였습니다.

사마천(司馬遷) : 복희씨(伏羲氏)가 8괘(卦)를 창안하고, 문왕(文王)이 64괘(卦)와 괘사(卦辭), 효사(爻辭)를 완성하였다고 하였습니다.

마융(馬融) : 복희씨(伏羲氏)가 8괘(卦)를 창안하고, 문왕(文王)이 괘사(卦辭)를 지었고, 주공(周公)이 효사(爻辭)를 지었으며, 공자(孔子)가 십익(十翼)을 달았다고 하였습니다. 마융(馬融)의 설(說)을 정설(定說)로 보는 견해가 많습니다.

【역(易)의 생성(生成)】

변이설(變易說) : 천지자연(天地自然)의 현상이나 인간의 운명은 일정 불변한 것이 아니라 항상 바뀌는데 이 바뀌는 원리를 설명한 것으로 천지자연(天地自然) 변이(變易)의 원리와 인사(人事) 변이(變易)의 원리를 기술한 것이라는 설(說)입니다.

일월설(日月說) : '易'이란 글자가 '日'과 '月'의 회의문자(會意文字)로 '日'은 양(陽)을 뜻하고, '月'은 음(陰)을 뜻하는 것으로 자연계와 인간계도 음(陰)과 양(陽)이 결합되어 이루어졌으며 변화 또한 음(陰)과 양(陽)의 조화로 이루어져, 자연계는 천지(天地)가 음양(陰陽)의 으뜸이고, 인간계는 남녀(男女)가 음양(陰陽)의 으뜸으로 모두 음양(陰陽)의 조화 때문에 이루어진다는 설(說)입니다.

관측설(觀測說) : '易'이란 글자가 '日'과 '勿'의 회의문자(會意文字)로 무슨 일을 할 때에는 태양을 거역하지 말라는 뜻으로 자연의 섭리를 역(逆)하지 말아야 한다는 설(說)입니다.

【역(易)의 음양관찰(陰陽觀察)】

천문관찰(天文觀察) : '日'이 양(陽)이 되고, '月'은 음(陰)이 되어 승(升)·침(沈)·현(顯)·회(晦)함이 모두 음양(陰陽)의 소식(消息)인 것을 분별하였습니다.

지리관찰(地理觀察) : 소릉(小陵)이 양(陽)이 되고, 천택(川澤)은 음(陰)이 되어 기(起)·복(伏)·왕(往)·내(來)가 음양(陰陽)의 도리이므로 봄에 뿌리고 가을에 거두는 음양(陰陽)의 소식(消息)을 분석하였습니다.

제신관찰(諸身觀察) : 인성(人性)이 내면으로 노(怒)·희(喜)·사(思)·우(憂)·공(恐)의 오지(五志)를 간직하고, 사지(四肢)와 신(身)의 오체(五體)를 구비하여 동(動)·정(靜)·사(思)·여(慮)가 모두 음양(陰陽)임을 식별하였습니다.

제물관찰(諸物觀察) : 동물에는 비잠(飛潛)이 있고, 식물에는 천고(淺高)가 있어서 굴(屈)·신(伸)·영(榮)·고(枯)가 모두 음양(陰陽)의 소식(消息)임을 식별하였습니다.

2. 『주역(周易)』의 변화원리(變化原理)

『주역(周易)』에서 변화(變化)의 원리(原理)를 어떻게 이해하면 됩니까?

『주역(周易)』은 천지(天地)에 나타나는 자연현상을 여덟 가지 요소로 설명하여 만물의 운동 변화와 반전(反轉) 규칙을 연구하는 자연 철학서입니다.

역(易)에서는 무극(無極)에서 태극(太極)이 생(生)하고, 태극

(太極)에서 양의(兩儀)가 생(生)하고, 양의(兩儀)에서 사상(四象)이 생(生)하고, 사상(四象)에서 8괘(卦)가 생(生)한다고 봅니다. 그리고 8괘(卦)가 64괘(卦)로 변화하고, 64괘(卦)가 육변(六變)한 384효(爻)로 생성 변화를 나타내고 있습니다.

노자(老子)는 "도(道)가 1을 생(生)하고, 1이 2를 생(生)하고, 2가 3을 생(生)하고, 3이 만물을 생(生)하여 만물은 음양(陰陽)의 두 부분을 모두 포함하고 동(動)하면서 평형 상태를 유지하고 있다"라고 했습니다.

그런데 도(道)를 태극(太極)으로 보면, 역(易)의 원리를 다르게 표현한 것에 불과합니다. 그러므로 역(易)은 천지(天地)의 도(道)인 음양(陰陽)을 생성 변화의 기본으로 삼고, 생(生)을 근본으로 한 천인합일(天人合一) 사상(思想)으로 자연과 인간의 관계를 연결합니다.

역(易)에서는 크게는 우주의 변화와 4계절의 변화를 관찰하고, 작게는 하루에서 일어나는 미세하고 작은 음양(陰陽)의 변화를 관찰하였습니다. 『주역(周易)·계사전(繫辭傳)』에서는 "해가 지면 달이 뜨고, 달이 지면 해가 뜨는데 해와 달이 서로 밀쳐서 밝음이 생기며, 추위가 가면 더위가 오고, 더위가 가면 추위가 오는데 추위와 더위가 서로 되밀어서 1년을 이룬다"라고 하였습니다. 이는 일월(日月)의 운동으로 한열(寒熱)의 변화가 생기고, 한열(寒熱)의 승강(升降) 변화가 1년의 기후를 형성하고 이것이 만물에 영향을 주는 것을 말합니다.

『주역(周易)』을 공부하기 위해서는 선천(先天)에서 음양(陰陽)의 변화를 통하여 8괘(卦)의 상(象)이 생성되는 과정을 먼저 이해하고, 다음에 선천(先天)의 상(象)인 하도(河圖)와 후천(後天)의 상(象)인 낙서(洛書)를 이해하는 것이 순서입니다.

3. 상(象) · 수(數) · 이(理)의 이해(理解)

> 성인(聖人)이 창안한 『주역(周易)』의 상(象) · 수(數) · 이(理)는 어떻게 시작되었다고 볼 수 있습니까?

역(易)을 창안한 복희씨(伏羲氏)나 황제(黃帝)와 기백(岐伯) 같은 성현(聖賢)들도 사람이 어떻게 생기게 되었는지에 대한 의문을 가지고 인신(人身)과 자연의 변화를 관찰하여 연관성을 밝힌 후 이치를 정립하는 노력을 했을 것입니다.

일반적으로 만물을 관찰하고 이치를 궁구하다가 의심이 풀리지 않고 해결이 안될 때, 자기 자신을 관찰하기 시작합니다. 인신(人身)을 관찰해서 출생하기 전의 태아(胎兒)와 출생한 신생아(新生兒)의 형상을 비교하여 선천(先天)과 후천(後天)으로 구분하고 상(象)을 만들어 만물과의 연관성을 정립했습니다. 중요한 것은 그 상(象)을 이해하기 위해 숫자(數字)를 제정하고, 상(象)과 수(數)에 대한 음양(陰陽)과 오행(五行)의 이치를 정리한 것입니다. 또한 천지(天地)의 변화로부터 천간(天干)과 지지(地支)를 창안하여 이치를 만들 수 있었습니다.

자신을 관찰해서 머리 부위에 7개의 규(竅 ; 구멍)가 있고, 몸통 아래에 전음(前陰), 후음(後陰)으로 이루어진 2개의 규(竅)가 있다는 것을 알게 되었습니다. 또한 출생 전에는 모체(母體)와 연결된 특이한 탯줄이 있다는 것을 보고 태아(胎兒)는 모체(母體)의 자양분을 받아 성장이 이루어진다는 것을 알 수 있었습니다.

선천(先天)인 태아(胎兒) 때는 10개의 규(竅)로 사람이 완성되고, 후천(後天)인 신생아(新生兒) 때는 탯줄로 통하는 1규(竅)를 제외한 9개의 규(竅)로 생(生)·장(長)·화(化)·수(收)·장(藏)하는 변화를 거치면서 살아가는 것을 관찰하였습니다. 선천(先天)은 10개의 규(竅)로 완성되므로 선천수(先天數)는 10개로 인식하고, 후천(後天)은 9개의 규(竅)로 변화하므로 후천수(後天數)는 9개로 인식하였습니다.

그러면 자신을 관찰하여 생수(生數)와 오행(五行)의 관계를 어떻게 이해하였는가를 살펴볼 필요가 있습니다. 사람의 손가락은 한 팔에 5개가 있고 1개씩 움직일 수 있으며, 1개의 팔에서 분지(分枝)되어 나온 것이므로 '한 개에서 어떻게 다섯 개가 생기는 것일까?' 하는 의문을 가질 수도 있습니다.

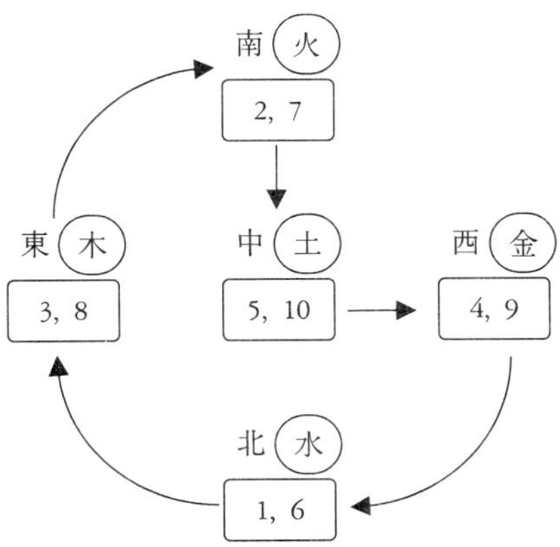

〈하도의 오행방위상생도(河圖五行方位相生圖)〉

생수(生數)	성수(成數)	오행(五行)	방위(方位)
1	6	수	북
2	7	화	남
3	8	목	동
4	9	금	서
5	10	토	중앙

〈생수, 성수, 오행, 방위표〉

7	2	9
3	5, 10	4
8	1	6

1 → 2 → 3 → 4 → 5
북 남 동 서 중앙 > 생수(生數)

6 → 7 → 8 → 9 → 10
서북 동남 동북 서남 중앙 > 성수(成數)

〈하도(河圖)의 생수(生數)와 성수(成數)의 배열〉

다섯 개의 손가락으로 주먹을 쥐면 하나의 팔이 되고, 주먹을 펴면 한 개의 팔에서 다섯 개의 손가락이 나타납니다. 이를 통하여 하나의 태극(太極)으로부터 세력(勢力)은 동일하고 차서(次序)가 다른 다섯 기운이 생성되는 것을 착안할 수 있었습니다. 하나에서 다섯까지 순차적으로 숫자를 붙여 이를 생수(生數)라 하였고, 다섯 가닥을 오행(五行)이라고 이름하였습니다.

결국 한 개의 팔에서 다섯 개의 손가락이 분지(分枝)되는 것을 보고 태극(太極)에서 오행(五行)이 생성된다는 것을 알고, 주먹을 쥐면 다시 한 개의 태극(太極)이 되는 것을 스스로 느껴서 알 수 있습니다.

생수(生數)인 다섯 개의 손가락에 손가락 한 개를 더 펼치면 여섯 개가 만들어지고, 두 개를 펼치면 일곱 개가 만들어지며, 세 개를 펼치면 여덟 개가 만들어지고, 네 개를 펼치면 아홉 개가 만들어지며, 다섯 개를 펼치면 열 개가 만들어집니다. 즉 생수(生數)에 다섯 개를 합하여 만들어진 여섯, 일곱, 여덟, 아홉, 열 개의 숫자를 붙여 성수(成數)라 하고, 열 개의 숫자로 오행(五行)을 완성한 것입니다.

선천수(先天數)	후천수(後天數)
1, 2, 3, 4, 5, 6, 7, 8, 9, 10 생수(生數) 성수(成數)	1, 2, 3, 4, 5, 6, 7, 8, 9 선천(先天)에서 10이 빠짐
합수 55 : 5 + 5 = 10	합수 45 : 4 + 5 = 9
1수 태극(太極)에서 시작(始作), 음수(陰數) 10으로 종(終)	1수 태극(太極)에서 시작(始作), 양수(陽數) 9로 종(終)
상생(相生 ; 陰數로 완성)	상극(相克 ; 陽數로 변화)
1에서 0으로 끝난다. (one zero 이론)	최고의 변화수 : 9×9=81 (내경, 난경 81편)

①　2　3　4　⑤　6　7　8　9　10　=　55

생수　중앙수　성수　1에서 10까지 합한수

생수(生數)인 1, 2, 3, 4, 5에 생수(生數)의 마지막 수(數)인 5(태극을 상징하는 수)를 더하면 6, 7, 8, 9, 10의 성수(成數)가 되는데 이를 그림으로 표현한 것이 하도(河圖)입니다. 하도(河圖)의 수(數)를 모두 합하면 55가 되는데 5+5=10이므로 하도(河圖)는 5토(土)와 10토(土)가 중심이 되며, 토(土)에서 1

의 수(數)가 생성을 시작하고 있음을 나타냅니다.

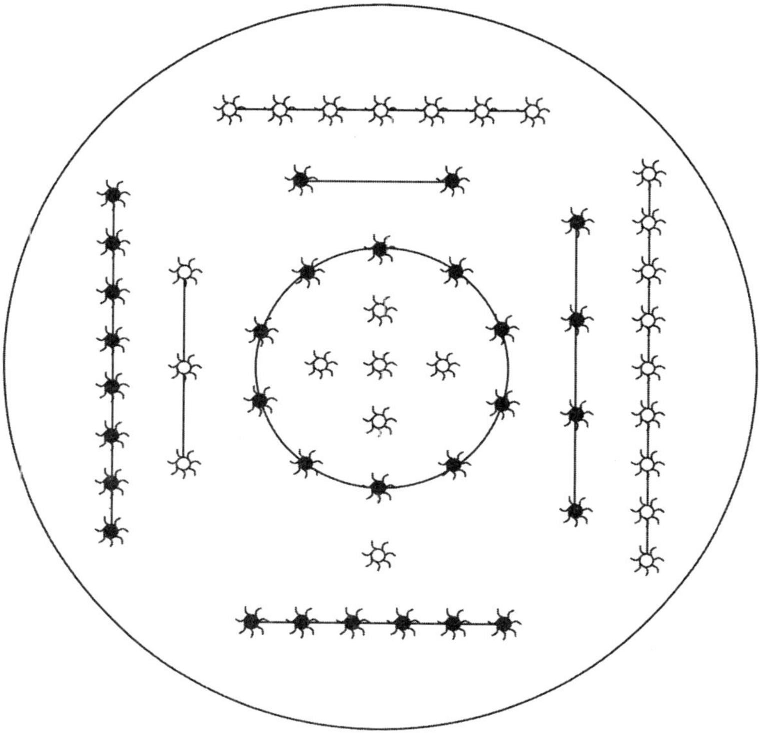

〈하도상조화형적도(河圖象造化形跡圖)〉

4. 선천(先天)과 무극(無極)

선천(先天)과 무극(無極)을 어떻게 이해(理解)하면 됩니까?

〈혼돈홍몽상선천무극도(混沌鴻濛象先天無極圖)〉

무극(無極)은 텅 비어 아무것도 없는 허공의 홍몽(鴻濛)한 상태로써 만물을 발생시킬 수 있는 조화의 바탕이 되므로 선천(先天)의 의미가 있다고 볼 수 있습니다. 조화는 무극(無極)에서 발생하므로 무극(無極)은 순음무양(純陰無陽)의 모양을 상징하고 있으며, 앞으로 진양(眞陽)이 발생될 것임을 예

고하고 있습니다.

따라서 선천(先天)인 무극(無極)은 양극(兩極 ; 남극과 북극)이 발생하기 전의 상태로 텅 비어 있어, 태극(太極)과 음양(陰陽)과 사상(四象)과 팔괘(八卦)가 생(生)할 수 있는 공간이 마련된 상태입니다.

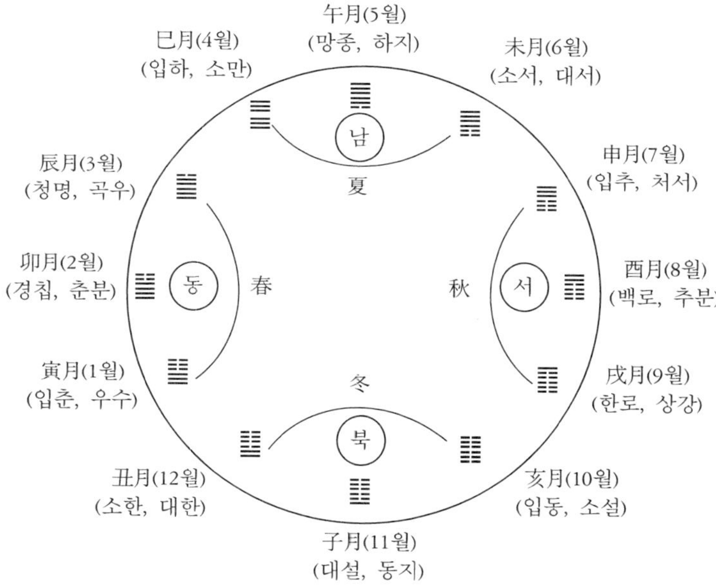

〈12개월의 괘상(卦象) 및 절기(節氣) 배속〉

서북 방향에 있는 해월(亥月)은 순음무양(純陰無陽)의 기운이 있고, 해월(亥月)의 다음에는 일양(一陽)이 생(生)하는 동지(冬至)가 있어서 변화가 생(生)하는 곳이므로 해(亥)가 위치하는 곳에 혼돈(混沌)과 홍몽(鴻濛)한 모양이 있게 됩니다. 그러므로 1년의 무극(無極)은 해월(亥月, 10월)에 있고, 이 한 달간의 무극(無極)이 있기 때문에 1년의 조화가 있게 됩니다.

한 달[一個月]의 무극(無極)은 26일에서 30일 사이에 있는데, 5일 간의 무극(無極)이 있으므로 한 달의 조화가 있게 되고, 하루[一日]의 무극(無極)은 해시(亥時)에 있는데, 이러한 한 시간의 무극(無極)이 있으므로 하루의 조화가 있게 되며, 한 시간[60分]의 무극(無極)은 50분에서 60분 사이에 있는데, 10분간의 무극(無極)이 있으므로 한 시간의 조화가 있게 됩니다.

동물의 무극(無極)은 칩거(蟄居)하는데 있고, 초목(草木)과 곡식과 과실의 무극(無極)은 씨앗에 있습니다. 사람이 곡식을 주식으로 하는 것은 곡물이 갖고 있는 조화를 먹는 것이고, 과실을 간식으로 섭취하는 것은 과실이 갖고 있는 조화를 먹는 것입니다.

또한 태아(胎兒)의 발생에 비유해 보면 무극(無極)은 텅 비어있는 자궁(子宮)에서 난자(卵子)와 정자(精子)가 아직 결합되지 못하고 결합을 이루기 위하여 기운이 충만한 상태로 존재하고 있는 시기로 이해할 수 있습니다.

【선천(先天)과 홍몽(鴻濛)】

만물이 처음 발생하기 직전(直前)을 선천(先天)이라 하는데, 선천은 검고 어두운 혼돈(混沌)의 상태에서 만물을 생성하는 기운인 원기(元氣)가 왕성한 모양 즉, 홍몽(鴻濛)의 상태를 말합니다.

천지(天地)와 사람, 만물이 있기 이전에 소리도 없고 냄새도 없는 한 무리의 텅 비어 있는 홍몽(鴻濛)한 기운의 상태를 무극(無極)이라 합니다.

【무극(無極)】

무극(無極)은 무형(無形)·무상(無象)·무변(無邊)·무제(無際)의 상태이지만 신(神)과 기(氣)는 존재하며 밝게 드러나서 신령(神靈)스럽고 기묘(奇妙)한 모양입니다. 무극(無極)은 비록 천(天)·지(地)·인(人)·물(物)의 형(形)이 있지는 않지만 실제로 천(天)·지(地)·인(人)·물(物)의 기운(氣運)이 있어서 천지(天地)를 잉태하여 기르고 사람과 만물을 발생시킵니다. 무극(無極)은 만물의 근원이므로 만물은 무극(無極)에 근본을 두고 발생합니다.

5. 태극(太極)

선천(先天)의 무극(無極)과 태극(太極)은 어떻게 다릅니까?

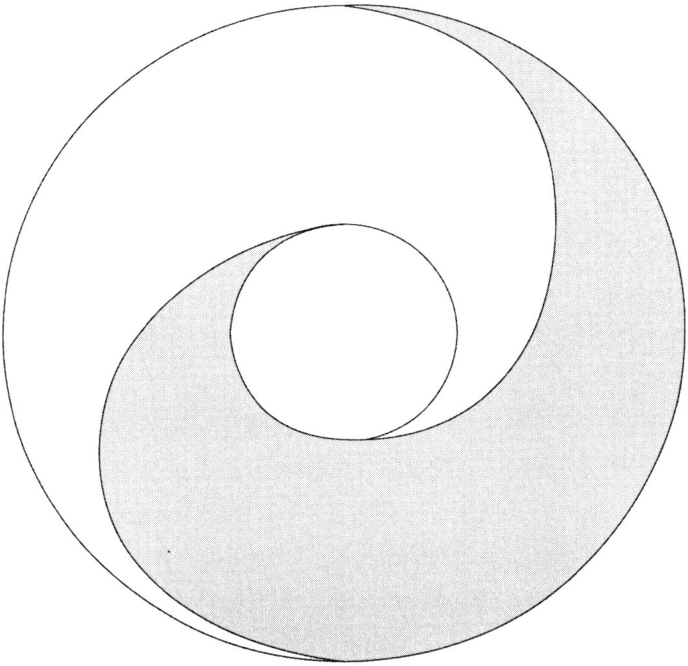

〈태극변화상동정음양도(太極變化象動靜陰陽圖)〉

무극(無極)의 상태에서 천지(天地)의 기운인 천기(天氣)와 지기(地氣)가 혼돈(混沌)과 홍몽(鴻濛)의 모양으로 응축되어 있는 것이 크고 지극하여 동(動)하기 직전의 상태를 태극(太極)이라 할 수 있습니다. 그러므로 태극(太極)은 남북에서 양극(兩極 ; 동지와 하지)이 나타나려는 징조를 내재하고 있는 상태입니다.

따라서 태극(太極)은 지극하여 작은 점 안에도 담길 수 없고, 광대무변(廣大無邊)하여 허공으로도 담을 수 없는 의미를 갖고 있으면서 최고의 극점(極点)에 이른 모양을 나타낸 것입니다.

태극(太極)을 태아(胎兒)의 발생에 비유하면 자궁(子宮)에서 정자(精子)가 난자(卵子)를 만나 수정(受精)하여 수정란(受精卵)이 형성되어 분화(分化) 직전의 상태와 같다고 볼 수 있습니다.

무극(無極)이나 태극(太極)의 개념은 천지(天地)의 기운인 음양(陰陽)이 조화를 이루어 만물을 발생시키는 초기의 상태로 두 가지의 다른 기운이 상합(相合)하여 만물의 근본을 이루는 것입니다.

선천(先天)인 무극(無極)과 태극(太極)을 이해하기 위해 일월(日月)의 변화와 사계절의 한열(寒熱) 변화를 관찰하고 소천지(小天地)인 자기와의 관계를 궁구하여야 합니다. 그렇게 해야만 선인(先人)들의 지혜(智慧)를 깨달을 수 있습니다.

또한 무극(無極)과 태극(太極)을 남녀가 교합(交合)하여 정자(精子)와 난자(卵子)가 합일(合一)되는 과정으로 이해할 수도 있습니다. 자궁(子宮)은 북방(北方)의 어둡고 깊은 궁(宮)이므로 월(月)·일(日)·시(時)의 조화가 생(生)하는 무극(無極)의 환경과 동일하다고 생각할 수 있습니다. 그러므로 고요하고 텅 빈 자궁(子宮)에 난자(卵子)와 정자(精子)가 홍몽(鴻濛)한 무극(無極)의 상태에서 합일하여 수정란(受精卵)이 되면서 태극(太極)의 조화를 이루면 사람의 선천(先天)이 시작됩니다.

기(氣)는 무형(無形)으로 형태가 없는 태극(太極)이므로 천(天)의 태극(太極)이라 하고, 혈(血)은 유형(有形)으로 형태가 있는 태극(太極)이므로 지(地)의 태극(太極)이라 할 수 있으며, 부모의 천태극(天太極)에서 기(氣)가 발생하고, 부모의 지태극(地太極)에서 혈(血)이 발생합니다.

하늘(天)이 동(動)하면 땅(地)은 하늘을 따라 동(動)하는 이치로, 땅을 상징하는 혈(血)은 하늘을 상징하는 기(氣)를 따라 동(動)하므로 혈종기(血從氣)의 이론이 성립하게 됩니다.

천지(天地)는 기(氣)의 태극(太極)으로 형태를 생(生)하고 형(形)의 태극(太極)에서 기(氣)가 나오므로, 사람의 기혈(氣血) 관계도 혈(血)에서 기(氣)가 나옵니다.

그러므로 기(氣)는 혈(血)을 벗어나서 존재할 수 없고 무형(無形)의 경락(經絡)도 혈(血)을 떠나서는 존재할 수 없습니다. 따라서 기(氣)는 혈맥(血脈)의 외부에서 유주(流走)하고 있는 것입니다.

【태극(太極)】

'太'라는 것은 가장 큰 것을 지칭하고, '極'이라는 것은 지극(至極)하다는 뜻입니다. 무극(無極)과 태극(太極)이란 호칭은 천지(天地)의 이치(理致)를 존중하여 붙인 것이고, 태극(太極)은 무성(無聲), 무취(無臭)이지만 실제로 조화의 주축이 되고 모든 것들의 근본이 됩니다.

태극(太極)은 물(物)이 있은 후에 있는 것이 아니고 물(物)이 있기 전에 있는 것이며, 오행(五行) 중(中)에 있는 것이 아니고 오행(五行) 이전(以前)에 있는 것입니다.

【태극(太極)의 네 가지 단계(段階)】

고요하고 텅 빈 우주를 연상하는 태극(太極)은 천지(天地) 음양(陰陽)의 근원이고, 천지(天地) 음양(陰陽)은 만물의 시초(始初)입니다.

태극(太極)은 태역(太易)・태초(太初)・태시(太始)・태소(太素)

의 네 단계로 나눕니다. 태역(太易)은 기(氣)가 나타나지 않은 시기이고, 태초(太初)는 기(氣)가 나타나기 시작한 시기이며, 태시(太始)는 형(形)이 나타나기 시작한 시기이고, 태소(太素)는 질(質)이 나타나기 시작한 시기입니다.

【태극(太極)과 기질(氣質)】

형태가 없는 태극(太極)을 기(氣)라 하고, 형태가 있는 태극(太極)을 질(質)이라 하며, 기(氣)의 태극(太極)으로 형태를 생(生)하고 형(形)의 태극(太極)으로 기(氣)를 담게 됩니다.

무극(無極)은 체(體)가 되고 태극(太極)은 용(用)이 되므로 무극(無極)과 태극(太極)은 둘이지만 하나인 것이고, 무극(無極)은 선천(先天)으로 천원(天元)에 속하고 태극(太極)은 후천(後天)으로 지원(地元)에 속합니다.

6. 양의(兩儀)

선천(先天)의 무극(無極)과 태극(太極)을 잉태(孕胎)과정으로 비교하여 설명했는데 양의(兩儀)는 어떻게 이해하면 됩니까?

태극(太極)은 무극(無極)에 근본을 두고 있습니다. 그리고 태극(太極)에서 천기(天氣)와 지기(地氣)의 기운이 하나로 뭉치면 일기(一氣)가 형성되고 일기(一氣)가 활동하면 변화를 일으키게 됩니다.

일기(一氣)가 변화를 시작하면 일기(一氣) 속에 뭉쳐있던 천기(天氣)와 지기(地氣)가 상대적으로 각각 세력을 형성하여 음의(陰儀)와 양의(陽儀)의 모양을 나타내는데 이를 양의(兩儀)라 하고, 태극(太極)이 분화(分化)하여 양의(兩儀)를 생(生)하게 됩니다.

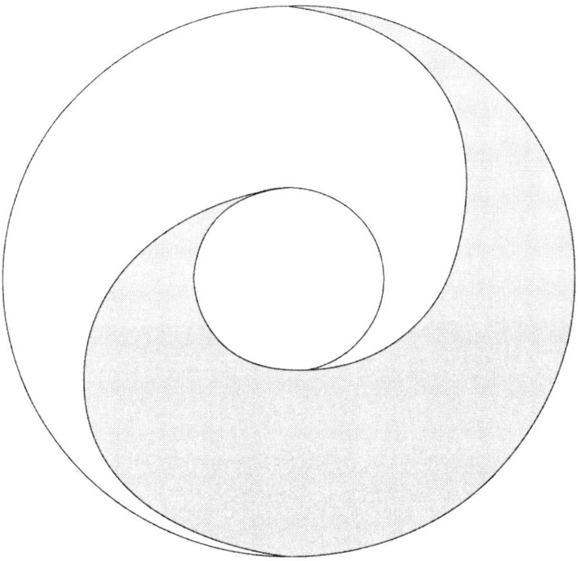

〈태극변화상동정음양도(太極變化象動靜陰陽圖)〉

의(儀)는 모양을 뜻하고, 양의(兩儀)는 천(天)·지(地)·인(人) 삼재(三才)와 만물을 모두 통합한 것을 말합니다. 태극변화상동정음양도(太極變化象動靜陰陽圖)에서 양의(陽儀)가 좌측에 배열되어 있는 것은 좌측이 양(陽)의 분야이기 때문이고, 음의(陰儀)가 우측에 배열되어 있는 것은 우측이 음(陰)의 분야이기 때문입니다.

태극(太極)이 움직여서 양의(兩儀)가 생기는데, 하늘의 기운을 가진 세력은 양의(陽儀)로 변화하여 양(陽)이 생(生)하고, 땅의 기운을 가진 세력은 음의(陰儀)로 변화하여 음(陰)이 생(生)합니다. 그러므로 양의(兩儀)는 태극(太極)이 음양(陰陽)을 생(生)하는 모양입니다.

자궁(子宮)의 무극(無極) 상태에서 선천(先天)의 활동이 시작되면, 수정란(受精卵)의 태극(太極)에서 음기(陰氣)와 양기(陽氣)의 작용으로 분화가 일어나면서 수정란(受精卵)이 착상(着床)하게 됩니다. 수정란(受精卵)은 두 가지의 상대적인 기운이 활동을 계속하면서 발생을 하게 되는데 수정란(受精卵)이 초기 발생을 시작하기 직전의 상태가 태극(太極)입니다. 그리고, 태극(太極)에서 음기(陰氣)와 양기(陽氣)가 서로 운동을 시작하면서 음(陰)과 양(陽)의 양의(兩儀)가 함께 나타나게 됩니다.

【천지(天地)의 양의(兩儀)】

태극(太極)에서 양기(陽氣)를 얻으면 상승하여 천(天)이 되므로 천(天)은 양의(陽儀)가 되고, 태극(太極)에서 음기(陰氣)를 얻으면 하강하여 지(地)가 되므로 지(地)는 음의(陰儀)가 됩니다. 천도(天道)의 양의(兩儀)를 보면 남극은 양의(陽儀)가 되고 북극은 음의(陰儀)가 되며, 지도(地道)의 양의(兩儀)를 보면 동방(東方)은 양의(陽儀)가 되고 서방(西方)은 음의(陰儀)가 됩니다.

【인(人)의 양의(兩儀)】

천(天)을 상징하는 남자는 양의(陽儀)가 되고, 지(地)를 상징하는 여자는 음의(陰儀)가 됩니다. 일신(一身)의 양의(兩儀)를 보면 천(天)에 가까운 상반신(上半身)은 양의(陽儀)가 되고, 지(地)에 가까운 하반신(下半身)은 음의(陰儀)가 됩니다.

【동물(動物)의 양의(兩儀)】

금수(禽獸)에 있어서 조류(鳥類)는 천(天)을 친(親)하여 양의(陽儀)가 되고, 네 발 짐승은 지(地)를 친(親)하여 음의(陰儀)가 되며, 곤충(昆蟲)의 양의(兩儀)를 살펴보면 수중(水中)의 곤충은 수중(水中)의 양(陽)을 친하여 양의(陽儀)가 되고, 산중(山中)의 곤충은 토(土)의 습(濕)을 친하여 음의(陰儀)가 됩니다. 모빈(牡牝)의 양의(兩儀)에서 수컷은 천기(天氣)를 타고나서 양의(陽儀)가 되고, 암컷은 지기(地氣)를 타고나서 음의(陰儀)가 됩니다.

【본초(本草)의 양의(兩儀)】

초목(草木)의 양의(兩儀)를 살펴보면 뿌리는 강건(剛健)하여 양의(陽儀)가 되고, 지엽(枝葉)은 유연(柔軟)하여 음의(陰儀)가 되는데 이를 약성(藥性)의 근본으로 삼았습니다. 사람의 음혈(陰血)이 부족하면 음의(陰儀)의 본초(本草)를 이용하고, 양기(陽氣)가 부족하면 양의(陽儀)의 본초(本草)를 이용하였습니다.

본초(本草)에 이용하는 물(物)은 모두 상대적인 개념으로 음양(陰陽)을 정하고, 부(浮)・침(沈)・승(升)・강(降)에 의하여 기미(氣味)를 결정하였는데, 질병의 음증(陰證)과 양증(陽證)에 따라 적당한 약물을 이용합니다.

7. 음양(陰陽)

선천(先天)에서 음양(陰陽)이 형성(形成)되는 것을 잉태(孕胎)과정으로 비교(比較)하여 설명할 수 있습니까?

태극(太極)에서 천(天)의 기운이 동(動)하면 양의(陽儀)가 나타나며 여기에서 양(陽)이 생(生)하고, 지(地)의 기운이 동(動)하면 음의(陰儀)가 나타나며 여기에서 음(陰)이 생(生)하게 됩니다.

이는 태극(太極)이 변화하여 서로 상대적인 세력으로 나타나는 현상을 말한 것입니다. 태극(太極)의 운동은 천지(天地)의 기운을 바탕으로 하고 음(陰)과 양(陽)을 만물의 요소로 삼았으므로 『내경(內經)』에서 음양(陰陽)을 "천지의 도(天地之道)"라 했습니다.

하늘(天)은 체(體)가 되고 땅(地)은 상(象)이 되어 천지(天地)의 체상(體象)이 태극(太極)을 생(生)하고, 태극(太極)이 양의(兩儀)를 생(生)하며, 양의(兩儀)는 음양(陰陽)을 생(生)하고, 음양(陰陽)은 만물을 생(生)하는 근원이 됩니다. 그러므로 태극(太極)은 선천(先天)으로 체(體)가 되고, 음양(陰陽)은 후천(後天)으로 용(用)이 됩니다.

음양(陰陽)을 태아(胎兒)의 발생에 비유하면 태극(太極)인 수정란(丹의 一顆)이 발생을 시작하여 초기에 두 세력으로 분화되는 상태와 같은 것으로 볼 수 있습니다.

지구가 태양을 중심으로 자전과 공전을 하면서 계속 동(動)하므로 땅은 태극(太極) 운동에서 나타나는 음양(陰陽)의 기운으로 만물을 생성한다고 볼 수 있습니다. 천지(天地)가 동(動)하여 나타나는 태극(太極)의 운동은 계속 동(動)하여 주야(晝夜)와 한열(寒熱)과 4계절의 변화가 나타나는 것이고, 태극(太極)이 한 번 동(動)하여 양(陽)이 생성되고 한 번 정(靜)하여 음(陰)이 나타나는 것은 아닙니다.

따라서 태극(太極)의 운동은 동정(動靜)이 따로 존재하는 것이 아니라 항상 동(動)하고 있는 것입니다. 태극(太極)의 일기(一氣)에 내포되어 있는 천기(天氣)가 먼저 동(動)하기 시작하면 지기(地氣)는 천기(天氣)에 상응하여 같이 동(動)하기 때문에 동정(動靜)이 따로 없습니다.

이것은 수정란(受精卵)이 동물극과 식물극으로 일차(一次) 분화(分化)된 후 계속하여 분화(分化)를 진행해 가는 동적분화(動的分化) 상태와 같습니다.

한의학(韓醫學)을 공부하는 사람들은 태극(太極)의 운동에 대하여 궁구하고 인신(人身)의 음양(陰陽)과 기혈(氣血) 순환의 이치를 이해하는 것이 필요합니다. 그래서 부모로부터 받은 음양(陰陽)의 이기(二氣 ; 天氣・地氣)가 중요한 것임을 알고 음양(陰陽) 이전의 소식(消息)을 깨닫기 위하여 자신을 관조(觀照)하는 노력을 많이 하여야 합니다.

【음양(陰陽)과 일월(日月)】

낮에 하늘을 보면 태양만 보이고, 밤에는 태양이 보이지 않고 달과 별만 보이지만, 낮에도 달과 별이 있고 밤에도 태양은 있지만 단지 보이지 않을 따름입니다. 태양이 없을 때 보이지 않는 것에서 음(陰)의 개념을 만들고, 태양이 있을 때 보이는 것에서 양(陽)의 개념을 만들었다고 볼 수 있으므로 태양은 양(陽)의 근본이 되고, 달은 음(陰)의 근본이 됩니다.

【음양(陰陽)과 동정(動靜)】

생명이 있는 것은 대부분 낮에는 동(動)하고 밤에는 정(靜)하며, 더우면 동(動)하고 추우면 정(靜)하며, 밝으면 동(動)하고 어두우면 정(靜)합니다. 따라서 동(動)은 양(陽)에서 생(生)하고, 정(靜)은 음(陰)에서 생(生)한다고 말할 수 있습니다.

동(動)이 극(極)한 것을 생(生)이라 하고 정(靜)이 극한 것을 사(死)라 하며, 생(生)은 동(動)에서 시작하고 사(死)는 정(靜)에서 마치므로 동(動)을 양(陽)이라 하고 정(靜)을 음(陰)이라 하며, 생(生)을 양(陽)이라 하고 사(死)를 음(陰)이라고 합니다.

【음양(陰陽)과 만물(萬物)】

만물에는 동물(動物)·식물(植物)·광물(鑛物)의 세 종류가 있습니다. 동물에는 비(飛)·주(走)·유(游)의 세 종류가 있고, 식물에는 만(蔓)·목(木)·초(草)의 세 종류가 있으며, 광물에는 경(硬)·연(軟)·이(泥)의 세 종류가 있습니다. 그런데 이들은 모두 수화(水火)의 작용으로 생성되어 성장하고 소멸되므로 수화(水火)가 근본임을 알 수 있습니다.

날아다니는 새는 하늘을 친(親)하여 밝은 것을 좋아하고 어두운 것을 싫어하며 성질이 한(寒)하므로 하늘을 따릅니다. 또 땅 속의 곤충은 땅을 친(親)하여 어두운 것을 좋아하고 밝은 것을 싫어하며 성질이 열(熱)하므로 땅을 따릅니다. 그리고, 땅을 딛고 있는 짐승은 천지(天地)를 모두 친(親)하여 한열(寒熱)의 성질을 모두 갖고 있으므로 중간을 따르는 것입니다.

【병증(病證)의 음양(陰陽)】

태어나서 죽을 때까지는 양(陽)이 활동하는 시기라서 유한(有限)하고 짧으며, 죽으면 다시 생(生)할 수 없고 천지(天地)와 더불어 마침과 시작을 같이 하므로 양(陽)은 짧고 음(陰)은 깁니다.

대부분의 양증(陽證)은 동(動)하고 열(熱)하기 때문에 증상이 폭급(暴急)하고, 양증(陽證)의 근원이 지이(地二)가 생화(生火)한 땅에 있으므로 병(病)의 기간이 짧습니다.

대부분의 음증(陰證)은 정(靜)하고 한(寒)하기 때문에 증상이 완만하고, 음증(陰證)의 근원이 천일(天一)이 생수(生水)한 하늘에 있으므로 병(病)의 기간이 깁니다.

【음양(陰陽)의 자의(字意)】

음양(陰陽)이라는 말은『주역(周易)』계사전(繫辭傳)에 최초로 나오는 것으로 음(陰)은 '그늘진 것'의 뜻을 갖고 있으며, 양(陽)은 '밝은 것'의 뜻을 갖고 있습니다.

'陽'자는 '阜(언덕 부)'변에 '易'자를 더하여 만들어진 문자(文字)로 '阜'는 구릉(丘陵)이고 '易'은 일월(日月)로 높은 곳에 햇볕이 잘 드는 것을 상징하여 양(陽)이라 표현하였습니다.

'陰'자는 '阜(언덕 부)'변에 '今'과 '云'자를 더한 문자(文字)로 '阜'는 구릉(丘陵)이고 '今'과 '云'은 구름으로 가려져서 햇볕이 잘 들지 않는 그늘진 은폐처(隱蔽處)를 상징하여 음(陰)이라 표현하였습니다.

음양(陰陽)을 자의상(字意上)으로 본 개념은 간단하지만 우주(宇宙)와 만물의 모든 의문점을 음양(陰陽)의 상대적(相對的)인 관찰법으로 해석하고 고찰(考察)하는데는 여러 가지 이론이 있을 수 있습니다.

【음양(陰陽)의 정의(定義)】

『내경(內經)』: 음양(陰陽)을 "천지(天地)의 도(道)라 하여 만물의 강기(綱紀)가 되고, 변화의 부모가 되며, 생살(生殺)의 본시(本始)가 되고, 신명(神明)의 부(府)가 된다"고 하였습니다.

만물(萬物)의 근원(根源): 음양(陰陽)은 만물이 생성변화(生成變化)하는 근원이며 우주 자연의 변화 원리를 태극(太極), 양의(兩儀), 사상(四象), 팔괘(八卦)의 법칙으로 전개하는 근본이 됩니다. 태극(太極)의 일기(一氣)에서 나온 서로 상대적인 두 가지의 기운이 음양(陰陽)이 되기 때문입니다.

천지(天地)의 도(道): 역(易)에서는 만물이 생성 변화하는 원리를 태극(太極)에서 양의(兩儀)가 생(生)하고, 양의(兩儀)에서 사상(四象)이 생(生)하고, 사상(四象)에서 팔괘(八卦)가 생(生)하는데 두었습니다. 이는 일생이(一生二)하고, 이생삼(二生三)하는 자연의 순리로 천지인(天地人) 삼재(三才)의 원리에 따라 태극(太極)이 삼변(三變)하여 팔괘(八卦)가 생(生)함으로써 역(易)의 원리를 갖추게 됨을 의미합니다. 일체만유(一切萬有)의 사물에 관한 변화의 근원이 음양(陰陽)에 있으므로 일생이(一生二)하는 음양(陰陽)을 천지의 도(天地之道)라고 했습니다.

【음양(陰陽)의 동정설(動靜說)】

『주역(周易)』의 일음일양지위도(一陰一陽之謂道)는 "일음지(一陰之)하고 일양지(一陽之)하는 도(道)"라는 뜻으로 일기(一氣)가 변화하여 음양(陰陽)이 된다는 것이며 음양(陰陽)이 별개의 이원물(二元物)이 아님을 의미합니다. 그런데 "일음(一陰)과 일양(一陽)을 도(道)"라 하여 태극(太極)이 동(動)하면 양(陽)이 되고, 태극(太極)이 정(靜)하면 음(陰)이 된다는 것은 음양론(陰陽

論)을 동정론(動靜論)으로 본 것이 됩니다.

그러나 양(陽)이 동(動)하여 극(極)에 도달하면 음(陰)이 생기고, 음(陰)이 정(靜)하여 극(極)에 도달하면 양(陽)이 생기는 것입니다. 그러므로 동(動)하면 양(陽)이 생기고, 정(靜)하면 음(陰)이 생긴다는 것은 없다고 할 수 있습니다.

동정(動靜)을 기준으로 주야(晝夜)의 음양(陰陽)을 보면 주간은 양(陽)이고 야간은 음(陰)이므로 주간은 동(動)하고 야간은 정(靜)해야 하는데, 주야(晝夜)는 동정(動靜)이 없이 계속 동(動)하므로 주야(晝夜)의 음양(陰陽)은 일기(一氣)에서 나온 것입니다.

8. 사상(四象)

태극(太極)이 음양(陰陽)을 생(生)하고 변화하여 사상(四象)이 생성되는 것과 태아의 발달과 사상(四象)을 어떻게 이해하면 됩니까?

상(象)	태양(太陽)	소음(少陰)	소양(少陽)	태음(太陰)
동(動)	양동(陽動)	음동(陰動)	양동(陽動)	음동(陰動)
의(儀)	양의(陽儀 ; 陽)		음의(陰儀, 陰)	
	태극(太極)			

〈사상도(四象圖)〉

태극(太極)의 일기(一氣)에서 생(生)한 음(陰)과 양(陽)의 기운이 더욱 활발하게 운동을 계속하여 다시 분화가 일어나면 음(陰)의 분야에서 두 개의 상대적인 기운이 생기고 양(陽)의 분야에서도 두 개의 상대적인 기운이 생깁니다. 태극(太極)의 일기(一氣)에서 한 번 변화하여 생긴 음양(陰陽)은 다시 네 가지의 세력이 다른 음양(陰陽)을 생(生)하는데 이를 사상(四象)이라고 합니다. 따라서 사상(四象)은 태극(太極)이 두 번 변화하여 나타나는 것입니다.

양의(陽儀)에서 양(陽)의 기운이 동(動)한 것은 태양(太陽)이 되고, 음(陰)의 기운이 동(動)한 것은 소음(少陰)이 됩니다. 음의(陰儀)에서 음(陰)의 기운이 동(動)한 것은 태음(太陰)이 되고, 양(陽)의 기운이 동(動)한 것은 소양(少陽)이 됩니다.

즉, 사상(四象)은 양의(陽儀)에서 태양(太陽)과 소음(少陰)이 생(生)하고, 음의(陰儀)에서 태음(太陰)과 소양(少陽)이 생(生)한 것입니다.

양의(兩儀)에서 사상(四象)이 생기면 이때까지는 모양이 뚜렷하지 않으므로 극(極)·의(儀)·상(象)이라 표현합니다. 이것은 음양(陰陽)의 양의(兩儀)가 고정 불변한 것이 아니라 음(陰)이 양(陽)으로도 되고, 양(陽)이 음(陰)으로도 변화하는 원리를 나타낸 것입니다.

예를 들어 남자는 여자에 대해서 양(陽)이지만 아들은 부모에 대해서는 음(陰)이 되고, 여자는 음(陰)이지만 자식에 대해서는 양(陽)이 됩니다. 이와 같이 역(易)에서 음양(陰陽)은 절대적인 것이 아니라 상대적인 성질을 포함하고 있기 때문에 양(陽)이 음(陰)을 낳기도 하고 음(陰)이 양(陽)을 낳기도 합니다.

사람의 태아(胎兒) 발달에 비교하면 정자(精子 ; 天氣 또는 陽氣)와 난자(卵子 ; 地氣 또는 陰氣)는 무극(無極)의 자궁(子宮)에서 부모의 교합으로 조화를 발(發)하고 단(丹)의 일과(一

顆 ; 수정란)를 이루어 태극(太極)의 상태가 됩니다. 정자(精子)와 난자(卵子)가 서로 합하여 태극(太極)의 일기(一氣)를 이룬 뒤, 정자(精子)의 기(氣)가 한 번 동(動)하면 양의(陽儀 ; 陽氣)가 생기고, 난자(卵子)의 기(氣)가 한 번 동(動)하면 음의(陰儀 ; 陰血)가 생기게 됩니다.

양의(陽儀)에서 정자(精子)의 기(氣)가 동(動)하면 태양(太陽 ; 눈의 象)이 생기고, 난자(卵子)의 기(氣)가 동(動)하면 소음(少陰 ; 귀의 象)이 생긴다고 봅니다. 음의(陰儀)에서 난자(卵子)의 기(氣)가 동(動)하면 태음(太陰 ; 입의 象)이 생기고, 정자(精子)의 기(氣)가 동(動)하면 소양(少陽 ; 코의 象)이 생긴다고 봅니다.

태아(胎兒)가 역리(易理 ; 2진법)에 따라 발생이 계속되어 극(極)→의(儀)→상(象)→괘(卦)→효(爻)의 과정으로 성숙되면 완전한 사람으로 발달되고 열 달이 되면 출생하게 됩니다.

단(丹)의 일과(一顆 ; 수정란)에서 성숙하여 신생아(新生兒)로 출생하기 직전까지를 선천(先天)이라 하고, 출생 이후를 후천(後天)이라고 합니다. 혹은 잉태하여 완전한 사람의 형체를 갖게 될 때(임신 7개월)까지를 선천(先天)이라 하고, 그 이후부터 후천(後天)이라 할 수도 있습니다.

인신(人身)의 사상(四象)을 이목구비(耳目口鼻)에서 보면 신(腎)의 정기(精氣)가 소리를 내부로 받아들이므로 귀는 소음(少陰)이 되고, 오장(五臟)의 양기(陽氣)가 외부로 나와 보게 되므로 눈은 태양(太陽)이 됩니다. 비(脾)의 정기(精氣)로 음식물을 내부로 받아들이므로 입은 태음(太陰)이 되고, 폐(肺)의 정기로 호흡을 통하여 내부의 탁기(濁氣)를 배출하므로 코는 소양(少陽)이 됩니다.

인신(人身)의 사상(四象)을 골(骨)·육(肉)·정(精)·혈(血)에서 보면 골(骨)은 강건(剛健)하므로 태양(太陽)이 되고, 육(肉)은 유연(柔軟)하므로 태음(太陰)이 됩니다. 정(精)은 혈(血)에 비하여 중탁(重濁)하므로 소양(少陽)이 되고, 혈(血)은 정(精)에 비하여 경청(輕淸)하므로 소음(少陰)이 됩니다.

인신(人身)의 사지(四肢)를 사상(四象)으로 보면 좌(左)와 수(手)가 모두 양(陽)에 속하므로 좌수(左手)는 태양(太陽)이 되고, 우(右)와 족(足)이 모두 음(陰)에 속하므로 우족(右足)은 태음(太陰)이 됩니다. 우(右)는 음(陰)이고 수(手)는 양(陽)인데 수(手)가 기준이므로 우수(右手)는 소양(少陽)이 되고, 좌(左)는 양(陽)이고 족(足)은 음(陰)인데 족(足)이 기준이므로 좌족(左足)은 소음(少陰)이 됩니다.

따라서 사상(四象)으로 분화된 음양(陰陽) 기(氣)의 속성에 따라 인신(人身)의 기관과 부위가 그 특성을 발휘하게 됩니다. 바꾸어 말하면 각 기관과 부위는 서로 다른 음양(陰陽) 편차(偏差)를 갖고 그 기능을 수행하게 됩니다.

【천도(天道)와 지도(地道)의 사상(四象)】

천도(天道)에서 일(日)은 태양(太陽)이 되고, 월(月)은 태음(太陰)이 되며, 성(星)은 소양(少陽)이 되고, 진(辰)은 소음(少陰)이 됩니다.

지도(地道)에서 남방은 태양(太陽)이 되고, 북방은 태음(太陰)이 되며, 동방은 소양(少陽)이 되고, 서방은 소음(少陰)이 됩니다.

【물(物)의 사상(四象)】

태생(胎生), 난생(卵生), 습생(濕生), 화생(化生)에서 태생(胎生)

은 천(天)의 기운이 강하여 태양(太陽)이 되고, 난생(卵生)은 지(地)의 기운이 강하여 태음(太陰)이 되며, 습생(濕生)은 양(陽)의 기운이 많아 소양(少陽)이 되고, 화생(化生)은 음(陰)의 기운이 많아 소음(少陰)이 됩니다.

오곡(五穀)과 초목(草木)에서 뿌리는 잎에 비하여 강건(剛健)하므로 태양(太陽)이 되고, 잎은 뿌리에 비하여 유연(柔軟)하므로 태음(太陰)이 되며, 줄기는 가지에 비하여 강(剛)하므로 소양(少陽)이 되고, 가지는 줄기에 비하여 유(柔)하므로 소음(少陰)이 됩니다.

금석(金石)에서 오금(五金 ; 금, 은, 동, 철, 주석)은 태양(太陽)이 되고, 모든 흙은 태음(太陰)이 되며, 팔석(八石 ; 옥, 호박, 진주 등)은 소양(少陽)이 되고, 그 밖의 모든 돌은 소음(少陰)이 됩니다.

9. 팔괘(八卦)

태극(太極)이 음양(陰陽)을 생(生)하고 다시 변화하여 사상(四象)이 되고 사상(四象)이 변화하여 팔괘(八卦)가 생성되는 것을 어떻게 알 수 있습니까?

성인(聖人)이 하늘과 땅과 만물을 관찰하고 나서 천지(天地)의 기운이 상합(相合)하여 만물이 생성되는 이치를 제정하였습니다. 천도(天道), 지도(地道), 인도(人道)를 천인지(天人地) 삼재(三才)라 했고, 태극(太極)이 만물의 기본 요소인 삼재(三才)의 원리로 세 번 변화를 일으킨 것을 8괘(卦)라고 하였습니다.

괘명 및 차례	건 (乾1)	태 (兌2)	이 (離3)	진 (震4)	손 (巽5)	감 (坎6)	간 (艮7)	곤 (坤8)
팔괘(3변)	☰	☱	☲	☳	☴	☵	☶	☷
사상(2변)	⚌(태양)		⚍(소음)		⚎(소양)		⚏(태음)	
양의(1변)	⚊(양)				⚋(음)			
태극	☯							

〈8괘(卦) 생성도〉

태극(太極)이 한 번 변화하면 양의(兩儀)가 생기는데 이는 태극(太極)이 일변(一變)한 것이고, 양의(兩儀)가 한 번 변화하면 사상(四象)이 생기는데 이는 태극(太極)이 이변(二變)한 것이며, 사상(四象)이 한 번 변화하면 팔괘(八卦)가 생기는데 팔괘(八卦)는 태극(太極)이 삼변(三變)한 것으로 만물의 근원이 됩니다.

팔괘(八卦)의 생성 과정을 보면 태극(太極)에서 음양(陰陽)이 생기고, 음양(陰陽)에서 사상(四象)이 생기고, 사상(四象)에서 다시 구체적 자연 요소인 하늘[乾 ☰], 못[兌 ☱], 불[離 ☲], 우레[震 ☳], 바람[巽 ☴], 물[坎 ☵], 산[艮 ☶], 땅[坤 ☷]의 팔괘(八卦)가 생깁니다.

【태음(太陰)과 곤괘(坤卦)·간괘(艮卦)의 생성】

태음(太陰)의 분야에서 상중하(上中下)에 세 개의 음(陰 ; ⚋)

기운으로만 형성된 것을 곤괘(坤卦, ☷)라 하며 지(地)를 상징합니다. 태음(太陰)의 분야에서 중하(中下)에 두 개의 음(陰 ; --) 기운과 상(上)에 한 개의 양(陽 ; ━)기운으로 형성된 것을 간괘(艮卦, ☶)라 하며 산(山)을 상징합니다.

【소양(少陽)과 감괘(坎卦) · 손괘(巽卦)의 생성】

소양(少陽)의 분야에서 상하(上下)에 두 개의 음(陰 ; --)기운과 중간에 한 개의 양(陽 ; ━)기운으로 형성된 것을 감괘(坎卦, ☵)라 하며 수(水)를 상징합니다. 소양(少陽)의 분야에서 상중(上中)에 두 개의 양(陽 ; ━)기운과 하(下)에 한 개의 음(陰 ; --)기운으로 형성된 것을 손괘(巽卦, ☴)라 하며 풍(風)을 상징합니다.

【소음(少陰)과 이괘(離卦) · 진괘(震卦)의 생성】

소음(少陰)의 분야에서 상하(上下)에 두 개의 양(陽 ; ━)기운과 중간에 한 개의 음(陰 ; --)기운으로 형성된 것을 이괘(離卦, ☲)라 하며 화(火)를 상징합니다. 소음(少陰)의 분야에서 상중(上中)에 두 개의 음(陰 ; --)기운과 하(下)에 한 개의 양(陽 ; ━)기운으로 형성된 것을 진괘(震卦, ☳)이라 하며 우레(雷)를 상징합니다.

【태양(太陽)과 건괘(乾卦) · 태괘(兌卦)의 생성】

태양(太陽)의 분야에서 상중하(上中下)에 세 개의 양(陽 ; ━) 기운으로만 형성된 것을 건괘(乾卦, ☰)라 하며 천(天)을 상징합니다. 태양(太陽)의 분야에서 중하(中下)에 두 개의 양(陽 ; ━)기운과 상(上)에 한 개의 음(陰 ; --)기운으로 형성된 것을 태괘(兌卦, ☱)라 하며 못(澤)을 상징합니다.

第3節 하도(河圖)

1. 하도(河圖)의 출현과 상(象) · 수(數) · 이(理)

> 하도(河圖)의 변화하는 상(象) · 수(數) · 이(理)의 출발은 어디서부터 시작되었다고 볼 수 있습니까?

【하도(河圖)의 창안(創案)에 대한 이해】

부모가 결혼하여 새 생명을 잉태하는 것은 하늘(天)의 기운과 땅(地)의 기운이 합하여 만물이 생성되는 이치와 같습니다.

아버지의 정(精)이 자궁(子宮)에서 어머니의 혈(血)과 합하여 수태(受胎)가 된 후 10개월 동안 태아(胎兒)가 성숙되는 과정을 1개월에 한 개씩의 모양으로 상상하여 그림을 그릴 수 있습니다.

정자(精子)와 난자(卵子)가 결합된 모양의 수정란(受精卵) 상태를 태극(太極)으로 볼 때 수정란(受精卵)이 발생하여 분화되기 시작하면 먼저 양의(兩儀)가 생깁니다. 양의(兩儀)가 발전되어 음양(陰陽)으로 분화되고 이것이 다시 사상(四象)으로 분화될 때 중심에서 하나의 기운이 형성됩니다. 그러면 사상(四象)에서 생성된 네 가지의 기운과 중심의 한 기운을 합하여 다섯 가지의 큰 기운을 이루게 됩니다. 다섯 가지의 큰 기운에서 생수(生數 ; 1, 2, 3, 4, 5)가 형성되는 것을 창안하여 오행(五行)의 기틀을 마련할 수 있습니다. 하도(河圖)에서 생수(生數)의 배열과 같은 모양을 가지고 다시 분화를 통하여 이런 과정을 한 번 더 거치면, 하도(河圖)에서 성수(成數 ; 6, 7, 8, 9, 10)의 배열이 이루어져 완전한 하도(河圖)의 모양을 이루게 됩니다.

여기에서 수정란(受精卵)이 분화를 시작하여 인신(人身)의 모양을 갖추어 가는 과정을 무극(無極)→태극(太極)→양의(兩儀)→음양(陰陽)→사상(四象)→팔괘(八卦)→64괘(卦)로 관찰할 수 있습니다.

수정란(受精卵)이 10개월 동안 성숙하여 출생하기 전까지의 전체 과정을 한 장의 그림(圖)으로 나타낼 수 있습니다. 그런데 자신을 관찰하여 신비로운 이치를 발견하였다고 하면 일반적으로 부정하고 믿지 않기 때문에 하수(河水)에서 출현한 용마(龍馬)에 실려 있는 그림이라 하였고 이를 하도(河圖)라 명명했습니다.

여기서 선천(先天)과 후천(後天)을 자기와 연관지어 생각해 보겠습니다. 출생하면서 모체와 연결되어 있던 탯줄이 잘림으로써 자신은 완전히 독립된 개체인 소우주(小宇宙)가 됩니다. 그러므로 잉태된 후 모체에서 성숙하여 출생하기 전까지의 10개월 동안을 선천(先天)이라 하고, 출생 이후를 후천(後天)이라고 말합니다.

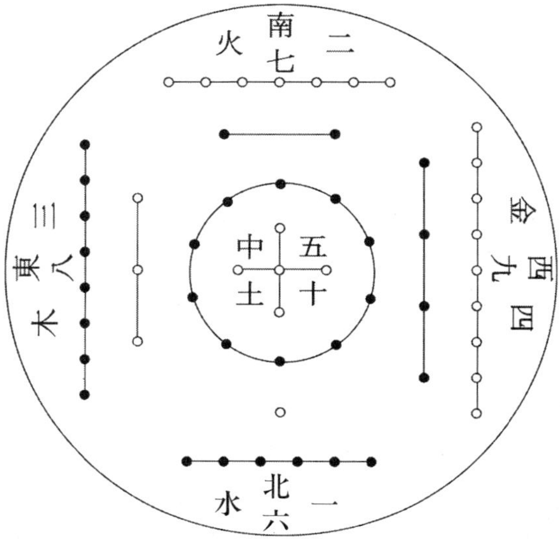

〈희성하도상발생근종도(羲聖河圖象發生根宗圖)〉

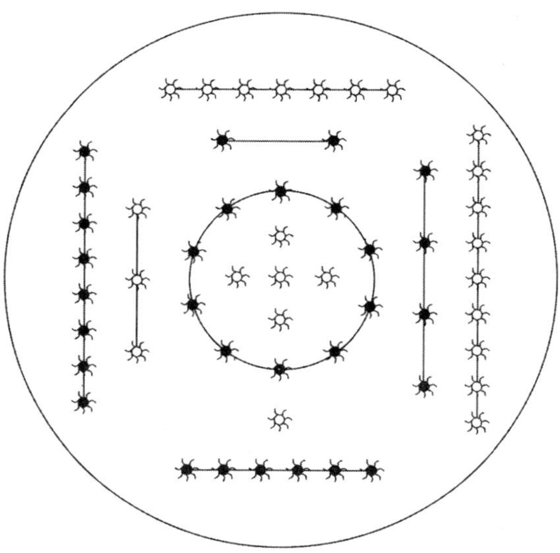

〈하도상조화형적도(河圖象造化形跡圖)〉

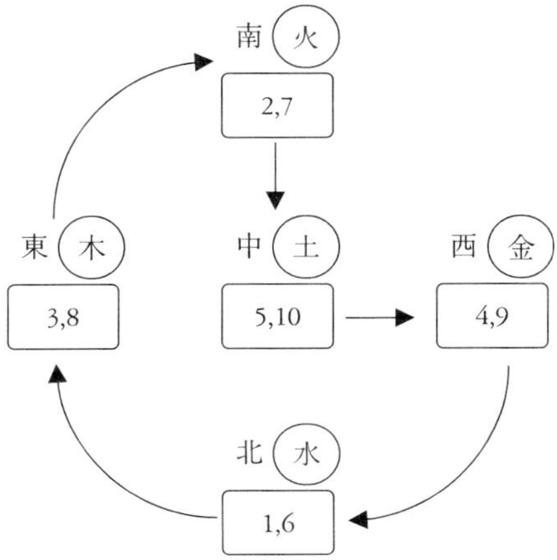

〈하도의 오행방위상생도〉

【하도(河圖)의 상(象)·수(數)·이(理)에 대한 이해】

자신을 타인과 비교할 때 가장 뚜렷이 나타나는 모양이 얼굴에 있는 이(耳)·목(目)·구(口)·비(鼻)라 할 수 있습니다. 이목구비(耳目口鼻)를 보면 중앙의 코를 중심으로 아래에 입이 있고, 위쪽에 눈이 있으며, 좌측과 우측에 귀가 있습니다.

성인(聖人)들이 사람의 얼굴에 있는 이목구비(耳目口鼻)의 배열을 태아(胎兒)의 발달과 연관지어 선천(先天)의 상(象)인 하도(河圖)를 고안했다고 볼 수 있습니다. 여기에 〔아래의 입→위쪽의 눈→좌측의 귀→우측의 귀→중앙의 코〕 이런 순서로 그림을 그리고 여기에 숫자를 배열하였다고 볼 수 있습니다. 여기서 중요한 것은 선인(先人)들이 만물에서 취상(取象)한 그림에 숫자와 이치를 연관지어 만물을 이해하는 근본으로 삼았다는 것입니다.

하도(河圖)의 모양에 위의 순서대로 숫자를 배열하여 1, 2,

3, 4, 5의 생수(生數)를 창안하고 만물이 1월에서 5월까지 생장(生長)하는 것과 같은 이치로 생각하였습니다.

천기(天氣)가 땅으로 하강하여 지기(地氣)와 상합(相合)하면 만물이 발생하고 성장하여 형체를 이루기 때문에 하도(河圖)에서 생수(生數 ; 1, 2, 3, 4, 5)를 창안하고 만물이 1월에서 5월까지 성장하는 것과 같은 이치로 생각하였습니다.

하도(河圖)의 생수(生數) 모양에 생수(生數)의 완성 수인 5를 위의 순서(1, 2, 3, 4, 5)대로 다시 배열하여 성수(成數 ; 6, 7, 8, 9, 10)를 창안하고 만물이 6월에서 10월까지 성숙하는 것과 같은 이치로 생각하였습니다.

【하도(河圖)의 출현】

하도(河圖)는 섬서(陝西)지방 남주(南州) 맹진(孟津)의 하수(河水)에서 용마(龍馬)가 출현할 때 등에 업고 나온 그림(圖)을 말합니다. 하(河)는 강의 이름으로 맹진(孟津)의 강을 말하고, 도(圖)는 용마의 등에 있는 그림을 뜻합니다.

용마는 건양(乾陽)의 기(氣)와 곤음(坤陰)의 기(氣)를 타고나서 천지(天地)의 오행(五行)을 싣고, 음양(陰陽)의 근본이 되므로 음양팔괘(陰陽八卦)를 업는다고 했습니다.

용마가 싣고 있는 그림에는 천지(天地)가 생성하는 이치와 장차 음양(陰陽)이 소장(消長)하는 단서가 오방(五方)에 나열되어 있는데, 합하면 하나의 그림(圖)을 이루므로 하도(河圖)라 했습니다.

하도(河圖)의 시작은 용마의 출현으로 최초로 양의(兩儀)가 나누어지기 전이고, 홍몽(鴻濛)한 원기(元氣)가 갈라지기 시작한 뒤입니다.

【복희황제(伏羲黃帝)의 하도(河圖)】

복희씨(伏羲氏)가 약 5천년 전 하수(河水)에서 발견한 용마에 하도(河圖)가 있었는데 이때는 문자가 없어서 그림(圖)으로 표현하였으므로 하도(河圖)라 명명했습니다.

복희황제(伏羲黃帝)가 하도(河圖)에서 오행(五行)의 근본을 만들고, 다시 팔괘(八卦)의 근본을 만들었습니다.

하도(河圖)는 무극(無極)의 조기(祖氣)가 되고, 홍몽(鴻濛)의 원정(元精)이 되며, 천지음양(天地陰陽)의 근본이 되고, 일월성진(日月星辰)의 근원이 되며, 오행(五行)과 사상(四象)의 종(宗)이 되고, 천지인(天地人) 삼재(三才)와 팔괘(八卦)의 조상이 됩니다.

【천수(天數)와 지수(地數)】

1·2·3·4·5의 생수(生數)와 6·7·8·9·10의 성수(成數)에서 양수(陽數)인 1·3·5·7·9를 천수(天數)라 하고, 음수(陰數)인 2·4·6·8·10을 지수(地數)라 합니다.

2. 하도(河圖)와 오행상생(五行相生)의 근원(根源)

하도(河圖)에 있는 오행(五行)의 생성(生成) 근원(根源)과 천수(天數)·지수(地數)의 오행(五行)은 어떤 관계가 있는 것입니까?

남

	태초 (太初)	
태시 (太始)	태극 (太極)	태소 (太素)
	태역 (太易)	

동 (왼쪽) · 서 (오른쪽)

북

〈태극(太極)의 방위도〉

남

	화성 (火星)	
목성 (木星)	토성 (土星)	금성 (金星)
	수성 (水星)	

동 (왼쪽) · 서 (오른쪽)

북

〈오성(五星)의 방위도〉

【오행(五行) 명의(名義)의 생성근원(生成根源)】

오행(五行)의 명의(名義)는 오성(五星 ; 木星, 火星, 土星, 金星, 水星)에 근간을 두고 있습니다. 그러므로 하도(河圖)는 오성(五星)의 기운과 상응하는 천지수(天地數)를 생수(生數)와 성수(成數)로 나누어 오성(五星)의 방위에 따라 배분하여 명의(名義)를 붙였습니다.

하도(河圖)는 선천(先天)의 무극(無極)으로부터 중앙과 주변에 후천(後天)의 원정(元精)인 양극(兩極)이 응결되어 사방으로 퍼지므로 중앙이 태극(太極)으로 상생(相生)의 주도자가 되는 것을 표시하고 있습니다.

중앙의 태극(太極)이 동(動)하여 토성(土星)을 생(生)하면 토성(土星)이 토기(土氣)를 생(生)하여 중앙은 토(土)에 속하고, 서방의 태소(太素)가 금성(金星)을 생(生)하면 금성(金星)이 금기(金氣)를 생(生)하여 서방은 금(金)에 속하며, 북방의 태역(太易)이 수성(水星)을 생(生)하면 수성(水星)이 수기(水氣)를 생(生)하여 북방은 수(水)에 속하고, 동방의 태시(太始)가 목성(木星)을 생(生)하면 목성(木星)이 목기(木氣)를 생(生)하여 동방은 목(木)에 속하며, 남방의 태초(太初)가 화성(火星)을 생(生)하면 화성(火星)이 화기(火氣)를 생(生)하여 남방은 화(火)에 속하게 됩니다.

태극(太極)은 오행(五行)을 생(生)하는 주체로 오행(五行)이 생(生)하기 전에 있는 것이므로, 오행(五行) 안에 있는 것이 아니라 오행(五行) 밖에 있는 것으로 이해할 수 있습니다.

【천수(天數)·지수(地數)의 배속과 오행(五行)】

천일생수(天一生水)	지육성수(地六成水)
지이생화(地二生火)	천칠성화(天七成火)
천삼생목(天三生木)	지팔성목(地八成木)
지사생금(地四生金)	천구성금(天九成金)
천오생토(天五生土)	지십성토(地十成土)

〈천수(天數)·지수(地數)의 오행(五行)〉

천지(天地)의 운동으로 인한 생수(生數)의 생성은 천(天)이 처음으로 수(水)를 생(生)하고, 지(地)가 두 번째로 화(火)를 생(生)하며, 천(天)이 세 번째로 목(木)을 생(生)하고, 지(地)가 네 번째로 금(金)을 생(生)하며, 천(天)이 다섯 번째로 토(土)를 생(生)하여 생수(生數)의 오행(五行)이 천지(天地)에 배정되었습니다.

그리고 성수(成數)의 생성은 지(地)가 여섯 번째로 수(水)를 성(成)하고, 천(天)이 일곱 번째로 화(火)를 성(成)하며, 지(地)가 여덟 번째로 목(木)을 성(成)하고, 천(天)이 아홉 번째로 금

(金)을 성(成)하며, 지(地)가 열 번째로 토(土)를 성(成)하여 성수(成數)의 오행(五行)이 천수(天數)와 지수(地數)에 배정되어 완성됩니다.

천수(天數)와 지수(地數)에서 오행(五行) 생성의 근원은 하늘에 있는 오행성(五行星)의 방위에 두었으므로 땅에 있는 만물의 오행(五行)도 방위에 따라 결정됩니다. 그러므로 오행(五行)을 방위에 따라 배열합니다.

3. 오행(五行)의 의미(意味)

오행(五行)은 어떻게 이해하는 것이 좋습니까?

남자의 정자(精子)와 여자의 난자(卵子)가 합해져야 태아(胎兒)가 잉태되듯이 모든 동식물은 같은 이치로 번식합니다. 남자와 수컷과 수꽃을 모두 양(陽)이라 하며 하늘을 상징하고, 여자와 암컷과 암꽃을 모두 음(陰)이라 하며 땅을 상징합니다. 그러므로 하늘을 만물의 아버지라 하고 땅을 만물의 어머니라 하며 하늘의 정기(精氣)가 땅에 주어져야 만물이 발생합니다.

하늘의 풍(風)·한(寒)·서(暑)·습(濕)·조(燥)·화(火)의 6가지 기운을 육기(六氣)라 하고, 육기(六氣)가 땅으로 들어와서 생긴 5가지 종류의 세력을 자연에서 '상(象)'으로 취하여 목(木)·화(火)·토(土)·금(金)·수(水)의 오행(五行)이라 이름합니다.

한의학(韓醫學)에서 응용하고 있는 오행(五行)의 개념은 목(木)·화(火)·토(土)·금(金)·수(水)라는 자연의 요소를 말하는 것이 아니고, 오행(五行)이 내포하고 있는 목기(木氣)·화기(火氣)·토기(土氣)·금기(金氣)·수기(水氣)라는 다섯 종류의 기운을 뜻하는 것이므로 오행(五行)은 육기(六氣)에서 생성됩니다.

천(天) : 육기(六氣)	풍(風)	한(寒)	서(暑)	습(濕)	조(燥)	화(火)
지(地) : 오행(五行)	목(木)	수(水)	화(火)	토(土)	금(金)	화토(火土)

※ 화(火)는 서(暑)의 근본 기운으로 땅으로 하강하여 토(土)에 내장되어 화토(火土)는 동포(同胞 ; 오행의 12양생법)가 됩니다.

하늘에서 하강한 차가운 기운인 수(水)는 아래에 쌓이고, 땅에서 상승한 더운 기운인 화(火)는 위에 모입니다. 오행(五行)에서 천기(天氣)인 수(水)와 지기(地氣)인 화(火)는 상합(相合)하여 만물을 생성하는 근본 기운이 됩니다. 그렇지만 수화(水火)는 서로 혼합되지 못하므로 상극(相克) 관계에 있고, 서로 교류(水升火降)하고 있기 때문에 수화(水火)는 조화를 이루고 있는 것입니다.

오행(五行)에서 수(水)가 상승하여 화(火)로 이동하는 가운데 생기는 기운을 목(木)이라 하며, 목(木)은 상승하는 기운을 의미합니다. 화(火)가 수(水)로 이동하는 가운데 생기는 기운을 금(金)이라 하며, 금(金)은 하강하는 기운을 의미합니다.

중앙의 토(土)는 '十'+'一'로 11이 되는데, 선천수(先天數)의 마지막 10수(數) 다음에 오는 11수(數)는 후천(後天)이 시작되는 것을 의미합니다. 토(土 ; '十'+'一' → 11)는 후천(後

天)의 근원이 되므로, 상하(上下)의 수화(水火)가 교류하고 좌우의 목금(木金)이 상통하는 근본이 토(土)에 있음을 나타냅니다. 그렇기 때문에 수(水), 화(火), 목(木), 금(金)은 모두 토(土)에 근본을 두고 있습니다.

【오행(五行)의 의미】

오행(五行)에서 행(行)은 사람의 이름에 붙이는 항렬(行列)처럼 형제의 뜻인데, 형제는 같은 부모의 자식으로 출생의 차서(次序)가 다르지만 세력이나 지위는 우열(優劣)이 없고 힘은 동등합니다.

오행(五行)은 천(天)의 정기(精氣)를 받아 지(地)가 생산(生産)한 다섯 자식으로 5형제는 각자의 권력과 지위에 있어서 우열(優劣)이 없고, 용력(用力)을 하는데 있어서 선후(先後)의 차서(次序)만 다른 것입니다.

【오행(五行)의 용도(用度)】

오행(五行)은 상생(相生), 상극(相克)의 작용도 있지만 각각 사용되는 때와 장소가 있어서 상황에 따라 천한 물건도 귀하게 쓰이고 귀한 물건도 천하게 쓰입니다.

목(木)이 필요할 때 토(土)가 필요 없고, 토(土)가 필요할 때 수(水)가 필요 없으며, 수(水)가 필요할 때 화(火)가 필요 없고, 화(火)가 필요할 때 금(金)이 필요 없으며, 금(金)이 필요할 때 목(木)이 필요 없습니다.

진귀한 금은보화는 화려하게 치장하고 외모를 뽐내는데 도움을 주지만 생명을 유지하는데 꼭 필요한 음식이 될 수 없고, 값비싼 병기(兵器)는 전쟁에서는 꼭 필요한 도구지만 집을 짓는 데는 필요가 없는 것과 같이, 오행(五行)은 각자 우열(優劣)이 없으면서 자기가 꼭 필요할 때 임무를 수행하고 있습니다.

4. 하도(河圖)의 오행상생(五行相生)

> 하도(河圖)에서 나타나는 오행(五行)의 상생(相生)에는 어떤 의미가 있습니까?

【오행상생(五行相生)의 의미】

오행(五行)이 상생(相生)하는 것은 세대를 교체하여 질서를 유지하기 위한 것으로 이해할 수 있습니다. 한 세대에는 부(父)·자(子)·손(孫)·형(兄)·재(財)·관(官)의 육친(六親) 관계가 성립되어 등급과 존비(尊卑)가 정해지게 됩니다. 조(祖)가 손(孫)보다 높고, 자(子)가 부(父)보다 낮은 것이 아니고, 동등한 지위와 자격으로 일가의 계통을 유지합니다.

부(父)는 조(祖)를 계승하고, 자(子)는 부(父)를 계승하며, 형제는 같은 부모의 혈육으로 자신의 일을 서로가 분담하고 있는 것과 같이, 오행(五行)은 자기의 기운이 왕성하면 자식에게 힘을 넘겨주게 됩니다. 부모의 기운을 받은 자식은 기운이 왕성하게 되므로 상생(相生)은 서로 생(生)하게 하는 것과 같은 의미를 갖고 있습니다.

하늘(天)에서 하강하는 육기(六氣)의 영향으로 발생하는 춘하추동(春夏秋冬)이라는 4계절이 천지(天地)가 무궁토록 순번을 어기지 않고 이어가는 것과 같이, 오행(五行)도 순번을 어기지 않고 무궁토록 이어져 가는 것이 상생(相生)의 이치입니다.

수(水)의 뒤를 목(木)이 계승하고, 목(木)의 뒤를 화(火)가 계승하고, 화(火)의 뒤를 토(土)가 계승하고, 토(土)의 뒤를 금

(金)이 계승하고, 금(金)의 뒤를 수(水)가 계승하고, 수(水)의 뒤를 다시 목(木)이 계승하여 오행(五行)이 순번을 어기지 않고 이어가는 것이 오행(五行)의 상생(相生) 이치입니다.

토생금 (土生金)	금생수 (金生水)	수생목 (水生木)	목생화 (木生火)	화생토 (火生土)	토생금 (土生金)

【하도(河圖)의 오행상생(五行相生)】

하도(河圖)는 중앙의 태극(太極) 일기(一氣)를 중심으로 변화를 시작하여 만(萬) 가지 다른 것으로 발생하는데, 그 순서는 내부에서 외부, 작은 데서 큰 것의 순서로 발생한다고 보았습니다.

땅에 비[水]가 내리면 아래에 물[水]이 고이고, 땅의 열기(熱氣)가 상승하면 위에 화(火)가 쌓이며, 열기(熱氣)가 상승하는 중간의 기운인 목(木)이 좌측에서 발생하고, 한기(寒氣)가 하강하는 중간의 기운인 금(金)이 우측에서 발생한다는 것을 알 수 있었습니다. 그리고 열기(熱氣)가 상승하고, 한기(寒氣)가 하강하는 것은 모두 땅에서 나타나는 자연의 현상을 관찰한 것이므로 중앙에서 토(土)가 발생할 수 있습니다.

땅에서 만물이 살아가는 데 제일 필요한 것이 온기(溫氣)이고 생명은 화(火)를 지향하며 살고 있기 때문에 만물은 태양을 중심으로 살아가게 됩니다. 그러므로 햇볕의 양에 따라 북방은 한(寒)하고, 남방은 열(熱)하며, 동방은 온(溫)하고, 서방은 양(凉)한 것을 알고 방위에 따라 오행(五行)의 한열(寒熱)이 서로 다른 것도 알 수 있었습니다.

하도(河圖)에서는 태극(太極)인 중앙의 토(土)가 서방의 금

(金)을 생(生)하는 것을 시작으로 하여 오행(五行)이 서로 상생(相生)하는 관계를 나타내고 있고, 동서남북의 4방과 중앙에서 변화하는 한열(寒熱)의 모양을 오행(五行)으로 나타낸 것이므로 하도(河圖)는 오행(五行)이 상생(相生)하는 이론을 밝힌 것입니다.

하도(河圖)는 자연의 상(象)이 생성되는 것을 표현한 것이므로 선천(先天)인 동시에 만물의 체(體)가 되며, 하도(河圖)의 선천수(先天數)는 시간적인 의미와 공간적인 의미를 모두 갖고 있습니다.

이렇게 보면 옛 성인(聖人)들은 상생하는 도리(道理)로 만물이 존재하고 있음을 밝혀놓고도 자기를 내세우지 않고 그 공덕을 타인에게 돌렸는데, 성인(聖人)들의 깊은 뜻을 후학들은 깨달아야 할 것입니다.

하도(河圖)의 숫자와 방위에서 1·6의 수(水)는 북극성이 있는 북방에 있고, 북방은 가장 어둡고 이동이 적은 곳이므로 오행(五行) 생성의 중심이 됩니다. 그러므로 하도(河圖)에서 북방에 있는 1·6의 수(水)가 만물을 생성하는 중심이 됨을 나타내고 있습니다.

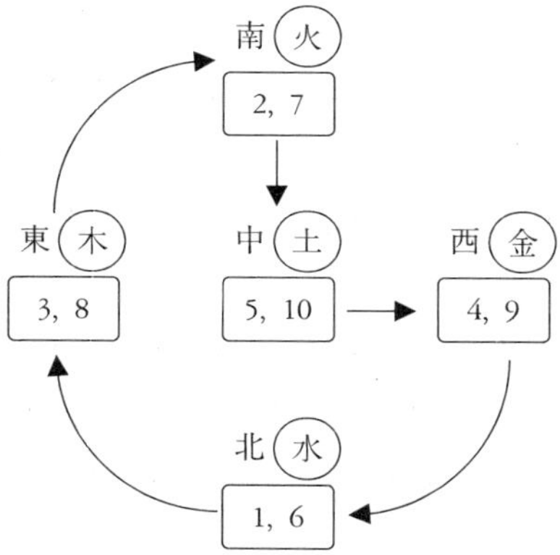

〈상생도(相生圖)〉

위의 상생도(相生圖)에서 동방은 수생목(水生木), 목생화(木生火)로 연결되어 있으므로 양(陽)의 방향이 되며 양(陽)의 부호인 '⚊'로 표시할 수 있습니다. 서방은 화(火)에서 직접 금(金)을 생(生)하지 못하고 화생토(火生土), 토생금(土生金)으로 중간 과정에 토(土)를 거치면서 끊어지므로 음(陰)의 방향이 되며 음(陰)의 부호인 '⚋'로 표시할 수 있습니다. 그러므로 동방은 양(陽)이 성숙되는 방향이고, 서방은 음(陰)이 성숙되는 방향입니다.

5. 하도(河圖)와 천간(天干), 지지(地支)의 배열(配列)

하도(河圖)의 수(數)와 천간(天干), 지지(地支)의 배열은 어떤 기준으로 만들어진 것입니까?

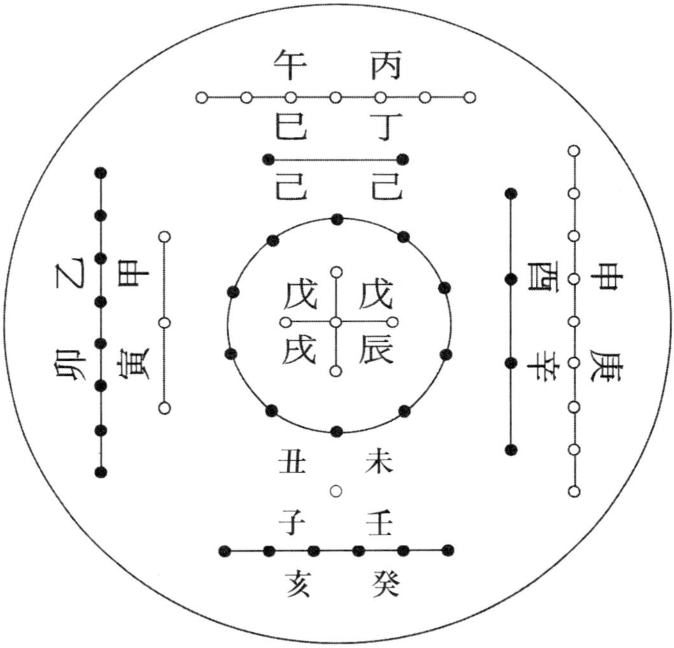

〈하도발생상천간지지도(河圖發生象天干地支圖)〉

먼저 천간(天干)과 지지(地支)에 대하여 생각해 보기로 하겠습니다. 천간(天干)과 지지(地支)는 동양학(東洋學)에서 음양(陰陽)의 특성을 이해하는데 가장 기본적인 기준이 됩니다. 상·수·리(象·數·理)에서 상수(象數)의 이치를 설명하기 위해서는 육갑(六甲)으로 표현되는 천간(天干), 지지(地支)의 조합을 궁구하여야 가능합니다. 그러므로 천간(天干)과 지지(地支)의 이치를 따지기 전에 간지(干支)에 대한 오행(五行)의 분류를 먼저 숙지하기 바랍니다.

【천간(天干)】

하늘에는 땅에서 상승한 기운이 충만되어 있고, 천도(天道)는 항상 동(動)하여 지구를 회전(回轉 ; 자전 · 공전)하게 하는 원동력을 주고 있습니다.

천기(天氣)가 동(動)하는 기운을 10등분하면 방위별로 특정한 기운이 형성되는데 이를 근거로 천간(天干)을 제정하여 오행(五行)을 배정하였습니다. 천간(天干)은 지기(地氣)가 상승하여 하늘에 모인 것이므로 천간(天干)에는 땅의 기운이 내포되어 있습니다.

천간(天干)	갑(甲)	을(乙)	병(丙)	정(丁)	무(戊)	기(己)	경(庚)	신(辛)	임(壬)	계(癸)
오행(五行)	양목(陽木)	음목(陰木)	양화(陽火)	음화(陰火)	양토(陽土)	음토(陰土)	양금(陽金)	음금(陰金)	양수(陽水)	음수(陰水)
장부(臟腑)	담(膽)	간(肝)	소장(小腸)	심(心)	위(胃)	비(脾)	대장(大腸)	폐(肺)	방광(膀胱)	신(腎)
방 위	동	동	남	남	중앙	중앙	서	서	북	북
수	3	8	7	2	5	10	9	4	1	6

〈천간(天干)의 오행(五行), 방위(方位) 및 수(數) 배속〉

【지지(地支)】

땅에는 하늘에서 하강한 기운이 충만되어 있고, 지도(地道)는 항상 회전(回轉 ; 자전 · 공전)하면서 하늘에 순응하여 천기(天氣)를 받아 만물이 공존할 수 있게 동(動)하고 있습니다.

지기(地氣)가 동(動)하는 기운을 12등분하면 방위별로 특정한 기운이 형성되는데 이를 근거로 지지(地支)를 제정하여 오행(五行)을 배정하였습니다. 지지(地支)는 천기(天氣)가 하강하여 땅에 모인 것이므로 지지(地支)에는 하늘의 기운이 내포되어 있습니다.

지지(地支)	자(子)	축(丑)	인(寅)	묘(卯)	진(辰)	사(巳)	오(午)	미(未)	신(申)	유(酉)	술(戌)	해(亥)
오행(五行)	양수(陽水)	음토(陰土)	양목(陽木)	음목(陰木)	양토(陽土)	음화(陰火)	양화(陽火)	음토(陰土)	양금(陽金)	음금(陰金)	양토(陽土)	음수(陰水)
장부(臟腑)	방광(膀胱)	비(脾)	담(膽)	간(肝)	위(胃)	심(心)	소장(小腸)	비(脾)	대장(大腸)	폐(肺)	위(胃)	신(腎)
방위	북	중앙	동	동	중앙	남	남	중앙	서	서	중앙	북
수	1	10	3	8	5	2	7	10	9	4	5	6

〈지지(地支)의 오행(五行), 방위(方位) 및 수(數) 배속〉

하도(河圖)의 수(數)에서 1, 3, 5, 7, 9는 양수(陽數)이므로 천간(天干)의 갑(甲), 병(丙), 무(戊), 경(庚), 임(壬)과 지지(地支)의 자(子), 인(寅), 진(辰), 오(午), 신(申), 술(戌)에 배정됩니다.

하도(河圖)의 수(數)에서 2, 4, 6, 8, 10은 음수(陰數)이므로 천간(天干)의 을(乙), 정(丁), 기(己), 신(辛), 계(癸)와 지지(地支)의 축(丑), 묘(卯), 사(巳), 미(未), 유(酉), 해(亥)에 배정됩니다.

【하도(河圖)의 수(數)와 천간지지(天干地支) 오행생성(五行生成)】

천기(天氣)가 생성하는 큰 줄기를 천간(天干)이라 하고, 지기(地氣)가 생성하는 작은 가지를 지지(地支)라 합니다.

천일(天一)이 천간(天干)의 임수(壬水)와 지지(地支)의 자수(子水)를 생(生)하고, 지육(地六)이 천간(天干)의 계수(癸水)와 지지(地支)의 해수(亥水)를 성(成)합니다.

지이(地二)가 천간(天干)의 정화(丁火)와 지지(地支)의 사화(巳火)를 생(生)하고, 천칠(天七)이 천간(天干)의 병화(丙火)와 지지

(地支)의 오화(午火)를 성(成)합니다.

천삼(天三)이 천간(天干)의 갑목(甲木)과 지지(地支)의 인목(寅木)을 생(生)하고, 지팔(地八)이 천간(天干)의 을목(乙木)과 지지(地支)의 묘목(卯木)을 성(成)합니다.

지사(地四)가 천간(天干)의 신금(辛金)과 지지(地支)의 유금(酉金)을 생(生)하고, 천구(天九)가 천간(天干)의 경금(庚金)과 지지(地支)의 신금(申金)을 성(成)합니다.

천오(天五)가 천간(天干)의 무토(戊土)와 지지(地支)의 진술토(辰戌土)를 생(生)하고, 지십(地十)이 천간(天干)의 기토(己土)와 지지(地支)의 축미토(丑未土)를 성(成)합니다.

6. 수(水)의 생성(生成)과 1·6

천수(天數) 1과 지수(地數) 6의 오행(五行) 생성(生成)이 수(水)가 되는 것은 무슨 까닭입니까?

【자연관찰(自然觀察)】

자연현상에서 물[水]을 관찰하면 하늘이 생겨날 때 물이 먼저 생기고 물이 하강하면 땅이 물을 받아 만물을 생(生)하게 됩니다. 그러므로 물은 천지(天地)의 시작이 되고, 땅에서 물이 고여 6수(水)가 성(成)하므로 수(水)가 만물을 생(生)하는 근본이 됩니다.

한(寒)의 근원은 위(하늘)에 있고, 열(熱)의 근원은 아래(땅)에 있습니다. 땅은 본래 열(熱)한 것인데 하늘에서 내린 물이 땅에 쌓이면 지표는 물 때문에 차가와 지고, 지표의 열(熱)은 물을 피하여 땅속으로 잠입하게 되므로 땅은 표한내열(表寒內熱)이 되어 있습니다.

만물의 발생은 물[水]에 있고, 수(水)의 근본은 하늘에서 내리는 비(雨 ; 水)에 있습니다. 땅에서 증발하여 비를 만드는 수증기는 육안으로 관찰하기 어렵고 하늘에서 내리는 비는 쉽게 볼 수 있기 때문에 하늘에서 내리는 비[雨 ; 水]를 생성의 시작으로 삼았습니다. 이를 기준으로 보면 하늘에서 먼저 물이 생긴 것이므로 '천일생수(天一生水)'라 하고, 땅 위에서 물이 모이게 되므로 '지육성수(地六成水)'라고 합니다.

【수(水)의 생성】

1은 양(陽)이 시작되는 수(數)이고, 일양(一陽)이 시생(始生)하는 동지(冬至)가 있는 자월(子月)에 양(陽)이 생(生)하며, 자월(子月)은 북방의 수(水)에 속하므로 천일(天一)이 북방에서 수(水)를 생(生)하게 됩니다.

천일(天一)이 수(水)를 생(生)하고 지(地)가 6으로 만들어지는 것은 중앙의 5토[土氣]가 태극(太極)의 기운을 북방에 보내서 1이 5를 얻으면 6이 되기 때문입니다.

7. 화(火)의 생성(生成)과 2·7

> 천수(天數) 7과 지수(地數) 2의 오행(五行) 생성(生成)이 화(火)가 되는 것은 무슨 까닭입니까?

【자연관찰(自然觀察)】

하늘의 화(火)는 땅의 화(火)가 하늘로 올라가 쌓인 것이지 하늘이 본래 화(火)를 생기게 한 것은 아닙니다. 땅은 본래 열(熱)이 많았지만 하늘에서 내린 물이 땅에 고이게 되어 차가워진 것입니다. 그리고, 땅에 고인 물이 목(木)을 생(生)하는 것은 땅의 2화(火)가 상승하는 작용을 하기 때문입니다.

땅에서 불꽃[火山]이 솟아올라 더운 기운이 상승하여 하늘에 모이는 것을 두 번째 현상으로 보았는데, 땅에서 불이 생긴 것이므로 '지이생화(地二生火)'라 하고, 하늘에서 더운 기운이 모인 것이므로 '천칠성화(天七成火)'라고 합니다.

【화(火)의 생성】

2는 음(陰)이 시작되는 수(數)이고, 일음(一陰)이 시생(始生)하는 하지(夏至)가 있는 오월(午月)에 음(陰)이 생(生)하며, 오월(午月)은 남방의 화(火)에 속하므로 지이(地二)가 남방에서 화(火)를 생(生)하게 됩니다.

지이(地二)가 화(火)를 생(生)하고, 천(天)이 7로 만들어지는 것은 중앙의 5토[土氣]가 태극(太極)의 기운을 남방에 보내어 2가 5를 얻으면 7이 되기 때문입니다.

8. 목(木)의 생성(生成)과 3·8

천수(天數) 3과 지수(地數) 8의 오행(五行) 생성(生成)이 목(木)이 되는 것은 무슨 까닭입니까?

【자연관찰(自然觀察)】

천(天)의 3은 1수(水)와 2화(火)의 수(數)가 합한 모양(一+二=三)으로 목(木)이 됩니다. 목(木 ; 나무)의 지엽(枝葉)은 항상 위로 자라고, 뿌리는 물이 흐르는 모양처럼 땅속에서 좌우로 자라기 때문에 토(土)에 의해서 생(生)하게 됩니다. 천일생수(天一生水)하므로 하늘은 목(木)을 만드는 책임이 있고, 지이생화(地二生火)하므로 땅은 목(木)을 기르는 책임이 있습니다. 그러므로 목(木)은 양(陽)이 생성되는 근원이 됩니다.

목(木 ; 나무)은 땅에 뿌리를 박아 더운 기운을 받아서 위로 자라는데, 지상(地上 ; 하늘)에서 나무가 무성히 자라는 것을 세 번째 현상으로 보기 때문에 '천삼생목(天三生木)'이라고 합니다. 또한 나무의 뿌리가 땅 속 깊이 뻗어나가 목기(木氣)를 성(盛)하게 만들므로 '지팔성목(地八成木)'이라 합니다.

【목(木)의 생성】

3은 양(陽)이 성장하는 수(數)이고, 양(陽)은 인월(寅月 ; 立春에 三陽이 長, 地天泰卦)에 성장하며, 인월(寅月)은 동방의 목(木)에 속하므로 천삼(天三)이 동방에서 목(木)을 생(生)하게 됩니다.

천삼(天三)이 목(木)을 생(生)하고, 지(地)가 8로 만들어지는 것은 중앙의 5토(土氣)가 태극(太極)의 기운을 동방에 보내어 3이 5를 얻으면 8이 되기 때문입니다.

9. 금(金)의 생성(生成)과 4 · 9

> 천수(天數) 9와 지수(地數) 4의 오행(五行) 생성(生成)이 금(金)이 되는 것은 무슨 까닭입니까?

【자연관찰(自然觀察)】

나무[木]가 무성하면 산불[火]이 발생하고[木生火], 나무가 타면 재(灰)가 남아 흙[土]이 되며[火生土], 흙[土]이 두터워지면 땅 속에서 금석(金石)이 만들어집니다[土生金].

땅 속의 열기(熱氣)로 금석(金石)이 땅에서 생성되는 것을 네 번째 현상으로 보기 때문에 '지사생금(地四生金)'이라 하고, 금석(金石)은 지상(地上)에서 제련되어야 금기(金氣)가 성(盛)하므로 '천구성금(天九成金)'이라 합니다.

【금(金)의 생성】

4는 음(陰)이 성장하는 수(數)이고, 음(陰)은 신월(申月 ; 立秋에 三陰이 長, 天地否卦)에 성장하며, 신월(申月)은 서방의 금(金)에 속하므로 지사(地四)가 서방에서 금(金)을 생(生)하게 됩니다.

지사(地四)가 금(金)을 생(生)하고, 천(天)이 9로 만들어지는 것은 중앙의 5토(土氣)가 태극(太極)의 기운을 서방에 보내어 4가 5를 얻으면 9가 되기 때문입니다.

10. 토(土)의 생성(生成)과 5 · 10

천수(天數) 5와 지수(地數) 10의 오행(五行) 생성(生成)이 토(土)가 되는 것은 무슨 까닭입니까?

【자연관찰(自然觀察)】

토(土)는 성수(成數)를 생(生)하는 것을 위주로 하고, 사방의 모든 곳에는 토(土)가 존재합니다. 땅 속에는 나무의 뿌리[木]와 토석(土石 ; 金)과 지하수[水]와 용암[火]이 있는 것을 알 수 있습니다. 땅 자체는 흙이 쌓여 생긴 것이므로 토(土)라 하고 흙[土] 속에는 목(木), 화(火), 토(土), 금(金), 수(水)의 오행(五行)이 모두 존재하므로 토(土)를 오행(五行)의 근본이라 할 수 있습니다.

【토(土)의 생성】

5는 양(陽)이 조화를 이룬 수(數)이고, 양(陽)은 중앙에서 조화를 만들며, 중앙은 토(土)에 속하므로 천오(天五)가 중앙에서 토(土)를 생(生)하게 됩니다.

천오(天五)가 토(土)를 생(生)하고, 지(地)가 10으로 만들어지는 것은 중앙의 5토(土氣)가 태극(太極)의 기운을 중앙에 보내어 5가 5를 얻으면 10이 되기 때문입니다.

11. 천수(天數)·지수(地數)의 오행(五行)과 팔괘(八卦)

천지수(天地數)인 생수(生數)와 성수(成數)의 배열과 괘상(卦象)은 어떠합니까?

천지수(天地數)		오행(五行)	괘상(卦象)
천일(天一)	지육(地六)	수(水)	☵감괘(坎卦)
지이(地二)	천칠(天七)	화(火)	☲이괘(離卦)
천삼(天三)	지팔(地八)	목(木)	☳진괘(震卦)
지사(地四)	천구(天九)	금(金)	☱태괘(兌卦)
천오(天五)	지십(地十)	토(土)	☷곤괘(坤卦)

〈천지수(天地數)의 오행(五行)과 팔괘(八卦)〉

【1 수(水)·6 수(水)와 ☵감괘(坎卦, 水)】

1이 양수(陽數)이므로 1수(水)는 천수(天水)에 속하고, 정(精)을 주(主)하며, 하늘은 본래 한(寒)하고 무한하여 끝이 없으므로 하늘의 의미인 "1"을 가진 '一'로 표시할 수 있습니다.

6이 음수(陰數)이므로 6수(水)는 지수(地水)에 속하고, "六"의 상단 '亠'는 땅의 불을 나타내며, "六"의 하단 '八'은 땅에서 물이 좌우로 흐르는 것을 표시하고 있습니다.

수(水)의 괘상(卦象)인 ☵감괘(坎卦)는 표한내열(表寒內熱)한 모양으로 열(熱)이 한(寒)을 피하여 안으로 들어간 것을 표시한 것입니다.

【2 화(火)·7 화(火)와 ☲리괘(離卦, 火)】

2가 음수(陰數)이므로 2화(火)는 지화(地火)에 속하고, 기(氣)를 주하며, 땅이 본래 더운 것을 표시하고 있습니다.

7이 양수(陽數)이므로 7화(火)는 천화(天火)에 속하고, "七"의 '一'은 하늘을 뜻하며, "七"의 'レ'은 불기운이 하늘에 가서 쌓인다는 것을 표시하고 있습니다.

화(火)의 괘상(卦象)인 ☲이괘(離卦)는 표열내한(表熱內寒)한 모양으로 하늘의 한(寒)이 땅에서 올라온 열(熱)을 피하여 안으로 들어간 것을 표시한 것입니다.

【3 목(木)·8 목(木)과 ☳진괘(震卦, 木)】

3이 양수(陽數)이므로 3목(木)은 천목(天木)에 속하고, "三"은 천일생수(天一生水)의 '一'과 지이생화(地二生火)의 '二'가 합하여 수화(水火)의 작용으로 목(木)이 생(生)하는 것을 표시하고 있습니다.

8이 음수(陰數)이므로 8목(木)은 지목(地木)에 속하고, 나무의 가지와 잎과 뿌리가 자라는 모양을 표시하고 있습니다.

목(木)의 괘상(卦象)인 ☳진괘(震卦)는 땅의 열(熱)이 상승하여 하늘의 한(寒)이 없어져서 땅의 열(熱)이 한 번 쌓인 모양을 표시한 것입니다.

【4 금(金)·9 금(金)과 ☱태괘(兌卦, 金)】

4가 음수(陰數)이므로 4금(金)은 지금(地金)에 속하고, "四"의 바깥쪽 '口'는 사방이 토(土)임을 뜻하고, "四"의 가운데 '八'은 목(木)이 성(盛)하여 금(金)이 생(生)하는 것을 표시하고 있습니다.

9가 양수(陽數)이므로 9금(金)은 천금(天金)에 속하고, "九"의 갈고리는 도끼[斯]와 죽음[殺]과 벰[斬]을 뜻하며 목(木)을 자른다는 것을 표시하고 있습니다.

☱태괘(兌卦)는 위쪽의 음(陰)이 하강하여 아래의 이양(二陽)을 점차 없어지게 하고, 성(盛)한 화(火)가 토(土)에서 금(金)을 생(生)하는 모양을 표시한 것입니다.

【5 토(土) · 10 토(土)와 ☷곤괘(坤卦, 土)】

5가 양수(陽數)이므로 5토(土)는 천토(天土)에 속하고, "五"의 위와 아래에 있는 '二'는 화(火)를 뜻하며, "五" 가운데 있는 '九'는 금(金)을 뜻하는데 토(土)가 금(金)을 생(生)하는 것을 표시하고 있습니다.

10이 음수(陰數)이므로 10토(土)는 지토(地土)에 속하고, "十"은 사방에 모두 토(土)가 존재한다는 것을 표시합니다. "十"은 천일(天一)이 두 개 합한 것으로 토(土)의 사방에 수(水)를 저장하며, 화(火)의 타는 작용으로 토(土)가 생(生)하고, 토(土)에서 금(金)이 생(生)하는 것을 표시하고 있습니다.

☷곤괘(坤卦)의 중간이 모두 비어있는 것은 토(土)가 모든 것을 받아들여서 수(水) · 화(火) · 금(金) · 목(木)의 근원이 되는 모양을 표시하고 있습니다.

12. 하도(河圖)와 일신(一身)의 발생(發生)

하도(河圖)와 우리 몸의 발생(發生)과는 어떤 관계가 있습니까?

맑고 가벼워 위로 뜨는 것은 하늘이 되고, 무겁고 탁하여 아래로 응결되는 것은 땅이 되며, 하늘의 기운과 땅의 기운이 교합하면 천지(天地)의 기운이 무극(無極), 태극(太極), 양의(兩儀), 사상(四象), 팔괘(八卦)로 변화하여 만물이 발생합니다.

천지(天地)는 음양(陰陽)이고, 사람은 천지(天地)의 음양(陰陽) 이기(二氣)를 품어서 발생하며, 음양(陰陽)은 남녀로 사람이 발생하여 그 이치는 천지(天地)에 근본을 두고 있습니다. 그러므로 남자의 기운[天一生水]은 하강하고 여자의 기운[地二生火]은 상승하여 두 기운이 서로 결합하여 사람의 몸이 발생되는 것입니다.

상생(相生)을 나타내는 하도(河圖)의 원리에 따라 중앙에서 태극(太極)의 일기(一氣)가 5·10의 토기(土氣)를 생성하여 태아(胎兒)의 제대(臍帶)가 발생하게 됩니다.

그 다음 태극(太極)의 기운이 아래로 내려와 1·6의 수기(水氣)를 생성하여 밑에서 하반신(下半身)을 만들고, 다시 태극(太極)의 기운이 위로 올라가서 2·7의 화기(火氣)를 생성하여 위에서 상반신(上半身)을 만듭니다. 다시 태극(太極)의 기운이 왼쪽으로 나가 3·8의 목기(木氣)를 생성하여 좌측에서 상지(上肢)를 만들고, 태극(太極)의 기운이 오른쪽으로 나가 4·9의 금기(金氣)를 생성하여 우측에서 하지(下肢)를 만들게 됩니다.

오행(五行)의 성품과 삼초(三焦), 상지(上肢)·하지(下肢)의 발생을 살펴보면 토(土)의 타고난 성품은 중앙에서 중초(中焦)를 발생시키고, 화(火)의 타고난 성품은 염상(炎上)하여 상부에서 상초(上焦)를 발생시키며, 수(水)의 타고난 성품은 윤하(潤下)하여 하부에서 하초(下焦)를 발생시킵니다. 또한 목(木)의 타고난 성품은 잘 부상(浮上)하므로 상지(上肢)는 위에 있으며, 금(金)의 타고난 성품은 잘 침하(沈下)하므로 하지(下肢)는 아래에 있게 됩니다.

第 4 節　낙서(洛書)

1. 낙서(洛書)의 출현(出現)과 상(象) · 수(數) · 이(理)

> 하도(河圖)가 선천(先天)의 상(象)이라 하여 오행상생(五行相生)의 이치(理致)를 담고 있다면, 낙서(洛書)는 무엇을 담고 있습니까?

【낙서(洛書)에 대한 이해(理解)】

아버지의 정(精)을 받은 어머니의 자궁(子宮)에서 10개월 동안 성숙한 뒤에 사람이 출생하게 되는데, 아버지의 정(精)으로부터 출발하므로 '천일생수(天一生水)'하고, 어머니의 자궁(子宮)에서 잉태(孕胎)되어 성숙이 시작되므로 '지이생화(地二生火)'한다고 볼 수 있습니다.

수정란(受精卵)의 태극(太極)에서 양의(兩儀)가 생기고, 양의(兩儀)에서 음양(陰陽)이 생기고, 음양(陰陽)에서 사상(四象)이 생기고, 사상(四象)에서 팔괘(八卦)가 분화되어 오행(五行)의 기운이 성숙되면 완전한 개체로 형성되어 출생하게 됩니다.

선천(先天)에서 완성된 기운이 어떤 변화의 힘을 받으면 태아(胎兒)가 출생하게 됩니다. 자궁(子宮)의 양수(羊水)에서 오행(五行)이 완성되면 10수(數)의 토(土)가 완성되고, 토기(土氣)가 충만하여 극에 달하면 변화가 일어나 선천(先天)에서 후천(後天)으로 바뀌게 되는 기운이 생기게 됩니다.

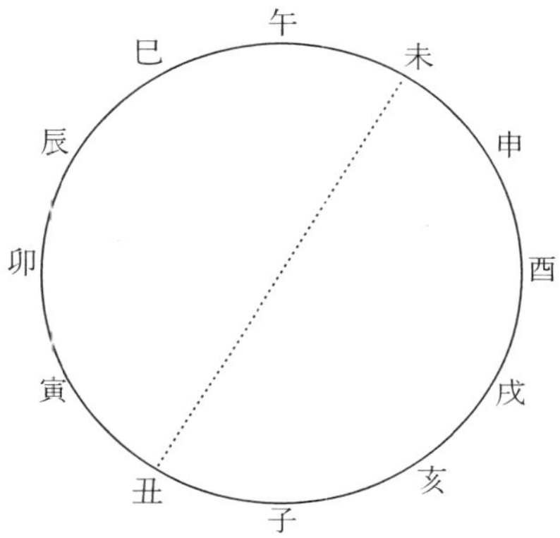

자오(子午) : 소음군화(少陰君火)
축미(丑未) : 태음습토(太陰濕土)
인신(寅申) : 소양상화(少陽相火)
묘유(卯酉) : 양명조금(陽明燥金)
진술(辰戌) : 태양한수(太陽寒水)
사해(巳亥) : 궐음풍목(厥陰風木)

후천(後天)에서 지축(地軸)이 축미선(丑未線 ; 太陰濕土의 線)으로 기울어진 것과 같이 선천(先天)에서 10토(土)의 변화되는 힘에 의해 토기(土氣)가 충만한 상태로 태아(胎兒)가 기울기 시작하면 토극수(土克水)로 양수(羊水)를 터뜨려 선천(先天)의 기운은 다하고 후천(後天)의 기운이 생기면서 출생하게 됩니다.

출생하여 제대(臍帶)가 잘리면 모체(母體)와 분리되는데, 신생아(新生兒)는 토기(土氣)에서 생성된 건조한 기[金氣]를 호흡하면서 후천(後天)의 기운으로 성장을 시작합니다.

선천(先天)의 마지막 수(數)인 10토(土)의 기운이 충만하여 금기(金氣)를 생(生)하면 토(土)의 기운이 소진(消盡)되고 금(金)은 새로운 변화를 일으켜 후천(後天)의 기운이 생성됩니다.

후천(後天)에서는 금(金)이 변화의 중심(南方)이 되므로 화(火)와 자리를 바꾸어 제일 높은 남방으로 이동하여, 금화(金火)의 교역(交易)을 이루게 됩니다.

신생아(新生兒)는 태아(胎兒) 때와는 전혀 다른 환경에서 성장을 하게 됩니다. 낙서(洛書)는 신생아(新生兒)가 성인(成人)이 될 때까지 일어나는 변화 과정을 관찰하여 구궁(九宮)을 창안하고 여기에 숫자(1, 2, 3, 4, 5, 6, 7, 8, 9)를 배열한 것으로 이해할 수 있습니다. 자신을 관찰하여 현묘(玄妙)한 후천(後天)의 이치를 발견하였다고 하면 일반적으로 부정하고 믿지 않기 때문에 낙수(洛水)의 신구(神龜)에 실려 있는 숫자라 하였고 이를 낙서(洛書)라 명명하였습니다.

【낙서(洛書)의 상(象)・수(數)에 대한 이해】

낙서(洛書)는 1・6수(水)에서 시작되어 2・7화(火), 4・9금(金), 3・8목(木), 5・10토(土)의 순서로 극(克)하면서 조절을 이룸으로써 만물이 변화하는 것을 나타냅니다. 이를 선천(先天)의 하도(河圖)와 비교하면 남방의 화(火)와 서방의 금(金)이 서로 위치가 바뀌어 있는 모양입니다.

후천(後天)의 낙서(洛書)는 만물이 변화되는 것을 표현한 것으로 서로 극(克)하면서 능히 이루어지는 조화의 의미를 갖고 있으며, 선천(先天)의 하도(河圖)는 체(體)가 되고 후천(後天)의 낙서(洛書)는 용(用)이 됩니다.

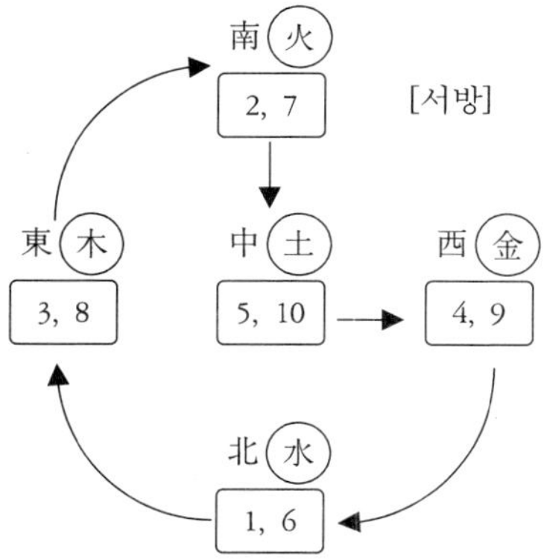

〈오행상생도(五行相生圖)〉

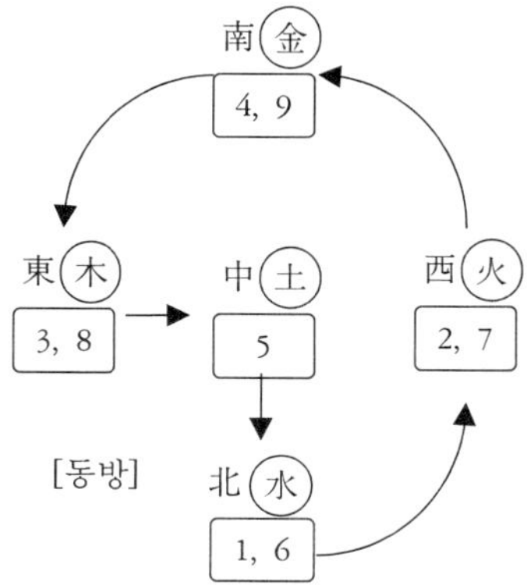

〈오행상극도(五行相克圖)〉

<오행상극도(五行相克圖)>에서 동방(東方)에서 목(木)과 수(水)의 관계를 보면 목극토(木克土), 토극수(土克水)로 토(土)를 거치면서 끊어져 있으므로 '--'로 표시할 수 있습니다. 그리고 서방(西方)은 수극화(水克火), 화극금(火克金)으로 연결되어 있으므로 양(陽)의 방향이 되며 『—』부호로 표시할 수 있습니다.

동방(東方)은 상생도(相生圖)에서 연결되어 있어 양(陽)에 속하고 상극도(相克圖)에서 끊어져 있어 음(陰)의 분야에 속하며, 서방(西方)은 상생도(相生圖)에서 끊어져 있어 음(陰)에 속하고, 상극도(相克圖)에서 연결되어 있어 양(陽)의 분야에 속합니다. 그러므로 하도(河圖)의 상생(相生)과 낙서(洛書)의 상극(相克)은 음양(陰陽)이 조화를 이루어 오행(五行)의 변화를 주도하고 있는 것을 나타내고 있습니다.

【초기(初期) 낙서(洛書)】

초기(初期) 낙서(洛書)는 감수(坎水)와 이화(離火)의 정기(精氣)를 받은 신구(神龜)에 나타난 모양으로, 음양(陰陽)의 기(氣)를 품고 나열되어 사상(四象)이 나누어진 후이고 8괘(卦)가 나타나기 전입니다. 신구(神龜)는 오행(五行) 변화의 근원으로 오행상극(五行相克)의 이치와 팔괘(八卦)가 변화하는 상(象)을 나타냅니다. 구궁(九宮)을 드러내고 있어 후천팔괘(後天八卦)로 나누어 생극(生克)의 이치를 정하는 근본도 됩니다. 낙서(洛書)는 신구(神龜)를 통하여 다섯 사람의 성인(聖人)이 그렸다고 하며, 하도(河圖)와 낙서(洛書)를 통하여 오행(五行)이 일어나고 8괘(卦)가 그려지게 되었습니다.

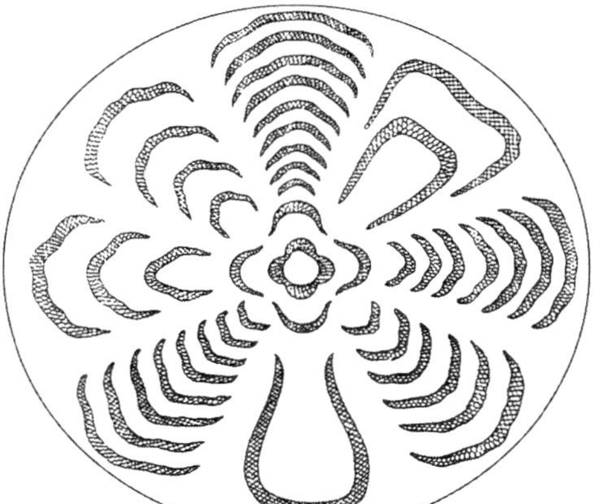

〈초기낙서조화형적도(初期洛書造化形迹圖)〉

【우왕(禹王) 낙서(洛書)】

우왕(禹王)이 약 4천년 전에 낙수(洛水)에서 치수(治水)할 때

신구(神龜)의 등에 나타난 무늬를 발견하였는데, 이 때는 문자가 있었으므로 낙서(洛書)라 하고 일반적으로 낙서(洛書)라 하면 우왕낙서(禹王洛書)를 말합니다.

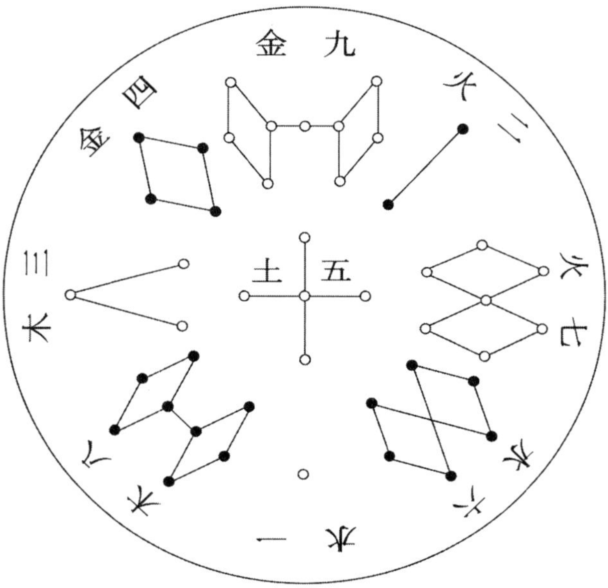

〈희성낙서상발생근종도(羲聖洛書象發生根宗圖)〉

【복희(伏羲) 낙서(洛書)】

복희(伏羲) 낙서(洛書)는 음양(陰陽)이 착종(錯綜)하고 오행(五行)이 역(逆)으로 운행되는 것에 변화의 도(道)가 있습니다.

복희(伏羲)가 본 신구(神龜)와 후에 우왕(禹王)이 낙수(洛水)에서 본 영구(靈龜)는 그 문(文)이 모두 동일하므로 이치는 하나인 것입니다.

낙서(洛書)의 모양은 9를 싣고, 1을 밟으며, 왼쪽은 3이고, 오른쪽은 7이며, 6과 8은 다리가 되고, 2와 4는 어깨가 되며, 5는 배(腹)가 됩니다.

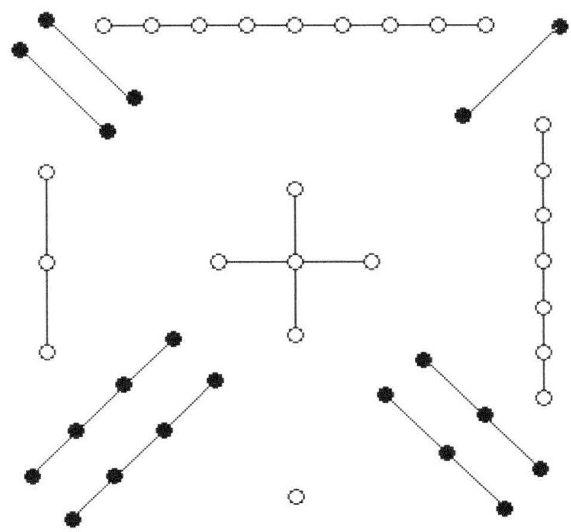

〈낙서(洛書)〉

2. 낙서(洛書)와 오행상극(五行相克)

낙서(洛書)에서 나타나는 오행상극(五行相克)에는 어떤 의미가 있습니까?

【오행상극(五行相克)의 의미】

선천(先天)의 하도(河圖)에서 금화교역(金火交易)의 변화가 일어나서 낙서(洛書)가 생깁니다. 낙서(洛書)의 오행상극(五行

相克)은 먼저 화(火)가 금(金)을 조절하고, 다시 금(金)이 목(木)을 조절하여 끝에는 수(水)가 화(火)를 조절하는 현상을 나타내고 있습니다. 낙서(洛書)의 상극(相克)은 오행(五行) 각자가 극성(極盛)하지 않게 서로 조절하는 역할을 하고 있습니다.

낙서(洛書)의 구궁도(九宮圖)는 중궁(中宮)의 5토(土)가 중심이 되므로 오행(五行)의 상극(相克) 원리도 모두 토(土)에서 나타납니다. 토(土)가 없으면 오행(五行)의 상극(相克) 작용이 없으므로 오행(五行)의 변화되는 질서가 유지되지 못합니다.

오행(五行)은 각각 동등한 지위와 자격으로 자기 자리에 위치하지만, 만물이 생(生)・장(長)・화(化)・수(收)・장(藏)하는 원리에 따라 자기 기운이 약해질 때, 왕성할 때, 쇠퇴할 때를 갖게 됩니다.

자기의 세력이 왕성하게 되면 오행(五行)은 다른 오행(五行)에 영향을 끼쳐 조절하게 하는 힘을 가지게 되므로, 항상 상생(相生)의 힘으로 조화를 얻고 상극(相克)의 힘으로 조절하면서 각자의 역할을 충실히 수행하고 있으며, 상극(相克)은 '능(能)'과 같은 의미를 갖고 있습니다.

화극금 (火克金)	금극목 (金克木)	목극토 (木克土)	토극수 (土克水)	수극화 (水克火)

화(火)가 동(動)하면 금(金)을 극(克)하여 금기(金氣)를 조절하고, 금(金)이 동(動)하면 목(木)을 극(克)하여 목기(木氣)를 조절합니다. 목(木)이 동(動)하면 토(土)를 극(克)하여 토기(土

氣)를 조절하고, 토(土)가 동(動)하면 수(水)를 극(克)하여 수기(水氣)를 조절합니다. 또한 수(水)가 동(動)하면 화(火)를 극(克)하여 화기(火氣)를 조절하게 되는데 이것이 오행(五行)의 상극(相克) 이치입니다.

오행(五行)의 생성 원리를 보면 세력의 우열(優劣)이 없고 상극(相克) 관계에서 힘의 강약이 나타나지만 자연 현상의 다른 이치로는 그렇지 않는 경우도 있습니다.

	상극(相克)	상극(相克)의 예외
화극금	화의 힘이 금보다 강하다	성냥불로 쇠를 녹이지 못한다
금극목	금의 힘이 목보다 강하다	면도칼로 거목(巨木)을 자르지 못한다
목극토	목의 힘이 토보다 강하다	나뭇가지로 암석을 깨뜨리지 못한다.
토극수	토의 힘이 수보다 강하다	소량의 흙으로 강물을 막지 못한다
수극화	수의 힘이 화보다 강하다	그릇의 물로 큰 불을 이기지 못한다

〈오행의 상극(相克)과 예외〉

【낙서(洛書)의 오행상극(五行相克)】

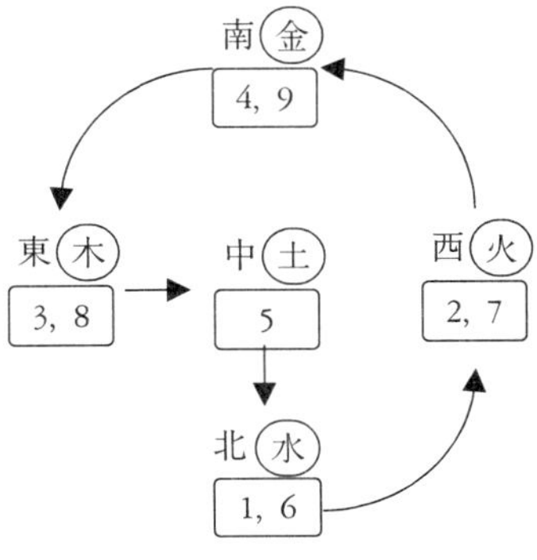

〈오행상극도(五行相克圖)〉

낙서(洛書)는 서방의 화(火)가 남방으로 가서 금(金)을 극(克)하고, 남방의 금(金)이 동방으로 가서 목(木)을 극(克)하며, 동방의 목(木)이 중앙으로 가서 토(土)를 극(克)하고, 중앙의 토(土)가 북방으로 가서 수(水)를 극(克)하며, 북방의 수(水)가 서방으로 가서 화(火)를 극(克)하는 것을 나타낸 것입니다. 그러므로 낙서(洛書)는 오행(五行)의 상극(相克) 관계로 후천(後天)에서의 변화를 나타내는 음양(陰陽)의 상극(相克) 이론입니다.

화극금 → 금극목 → 목극토 → 토극수 → 수극화
火克金 金克木 木克土 土克水 水克火

3. 낙서(洛書)와 구궁수(九宮數)

> 후천낙서(後天洛書)에서 구궁수(九宮數)의 배열은 어떤 의미가 있습니까?

선천(先天)의 수(數)에서 10을 뺀 것이 후천(後天)의 수(數)가 되고, 선천(先天)은 10수(數)로 완성되어 변화의 본체(本體)를 이루며, 후천(後天)은 9수(數)로서 작용합니다.

사람이 잉태되어 출생하기까지의 전 과정을 그린 것이 선천(先天)이고, 출생하여 완전한 개체로 변화하는 전 과정을 그린 것이 후천(後天)입니다. 그러므로 출생과 동시에 선천(先天)에서 후천(後天)으로의 변화가 일어나면 금(金)과 화(火)의 위치가 바뀐 구궁수(九宮數)로 나타낼 수 있습니다. 후천(後天)의 신생아(新生兒)는 아홉 개의 규(竅)로 생(生)·장(長)·

화(化)・수(收)・장(藏)하는 변화를 거치면서 살아가는 것을 관찰할 수 있었고, 선천(先天)의 열 개와 후천(後天)의 아홉 개를 각각 완성과 변화를 나타내는 수(數)로 인식할 수 있었습니다.

낙서(洛書)에 나타난 수(數)의 근원은 출생한 후 제대(臍帶)를 끊어 제(臍)의 일규(一竅)를 막고 난 후에 있는 이(耳)・목(目)・구(口)・비(鼻)와 전음(前陰)・후음(後陰)의 9규(竅)로부터 1, 2, 3, 4, 5, 6, 7, 8, 9라는 변화 수(數)를 발견한 것에 있습니다.

1 2 3 4 ⑤ 6 7 8 9
생수(生數) 중앙수 성수(成數)

〈낙서(洛書)의 수(數)〉

구궁도(九宮圖)에서 각 배열을 합하면 토수(土數)인 15가 되는 이치는 생수(生數)인 1, 2, 3, 4, 5를 모두 합하면 15가 되는데 있습니다.

가	나	다	라	마
	4	9	2	바
	3	5	7	사
	8	1	6	아

가 : 4+5+6=15 마 : 2+5+8=15
나 : 4+3+8=15 바 : 2+9+4=15
다 : 9+5+1=15 사 : 7+5+3=15
라 : 2+7+6=15 아 : 6+1+8=15

〈낙서의 구궁수(九宮數) 배열과 토수(土數, 15수)의 조화〉

생수(生數) 1, 2, 3, 4, 5를 모두 합하면 토(土)의 수(數)인 15가 되고, 후천(後天) 구궁도(九宮圖)의 상하, 좌우, 양쪽 간방(間方)의 어느 쪽을 합하여도 토(土)의 수(數)인 15가 되며, 선천(先天) 생수(生數)의 양수(陽水 ; 1, 3, 5)의 합 9와 음수(陰水 ; 2, 4)의 합 6을 합하여도 토(土)의 수(數)인 15가 됩니다.

이는 천지(天地)의 수(數)에서 오행(五行)을 생(生)하는 근본 체(體)가 땅(土)에서 이루어지고 있는 것을 나타낸 것으로, 체(體)인 토(土)를 떠난 오행(五行)은 생극(生克)의 조화를 이룰 수 없음을 나타냅니다.

생수(生數)를 선천(先天)으로 보면 성수(成數)는 후천(後天)으로 볼 수 있고, 생수(生數)를 체(體)로 보면 성수(成數)는 용(用)으로 볼 수 있으며, 생수(生數)가 없으면 성수(成數)가 있을 수 없습니다.

그리고 15는 10과 5의 합으로 토(土)와 토(土)의 합이 되고, "土" 자를 파자(破字)해보면 '十'과 '一'로 되어 있으며, '十'은 '○'이고 '一'은 '1'로 '1=0'으로 이어지는 의미를 내포하고 있습니다. '土'는 一에서 十까지 전체를 갖고 있으므로 오행(五行)의 변화는 모두 토(土)에서 일어난다는 것을 암시하고 있습니다.

낙서(洛書)의 수(數) 배열은 하도(河圖)에서 금화(金火)의 수(數)가 서로 자리를 교환하여 가장 조화로운 배열을 하고 있는 모양입니다. 이는 하도(河圖)의 완성수(完成數) 10을 제외한 아홉 개의 수(數)로 중앙에 5토(土)를 배치하고, 나머지를 사방(四方)과 사간방(四間方)에 배열하여 변화와 조화를 나타낸 것입니다.

중앙의 5토(土)를 바탕으로 수화목금(水火木金)이 조화를 이루면 토수(土數)인 15가 되므로 구궁수(九宮數)의 배열은 오행(五行)의 변화가 모두 토(土)에서 이루어지는 것을 암시한 것입니다.

지지(地支)	자(子)	축(丑)	인(寅)	묘(卯)	진(辰)	사(巳)	오(午)	미(未)	신(申)	유(酉)	술(戌)	해(亥)
오행(五行)	수(水)	토(土)	목(木)	목(木)	토(土)	화(火)	화(火)	토(土)	금(金)	금(金)	토(土)	수(水)

〈지지(地支)의 오행(五行) 배속〉

12지지(地支)는 지지(地支)가 두 개 지날 때마다 진(辰)·술(戌)·축(丑)·미(未)의 토(土)가 하나씩 배열되어 오행(五行)이 작용할 수 있게 도와주는데, 오행(五行)의 생극(生克)은 토(土)가 없으면 이루어지지 않는다는 의미도 내포하고 있습니다.

낙서(洛書)는 만물이 발생하여 생(生)·장(長)·화(化)·수(收)·장(藏)으로 변화되는 과정을 아홉 개의 숫자로 표현하였는데 전체를 한 개의 그림(畵)으로 만들고 각각에 숫자를 배정하였습니다.

7	2	9
3	5, 10	4
8	1	6

〈하도의 수(九宮數) 배열〉

4	9	2
3	5	7
8	1	6

〈낙서의 수(九宮數) 배열〉

하도(河圖)에서는 북방에 1수(水), 서북방에 6수(水), 남방에 2화(火), 동남방에 7화(火), 동방에 3목(木), 동북방에 8목(木), 서방에 4금(金), 서남방에 9금(金), 중앙에 5토(土)와 완성수인 10토(土)가 배열되어 있습니다.

낙서(洛書)에서는 북방에 1수(水), 서북방에 6수(水), 남방에 9금(金), 동남방에 4금(金), 동방에 3목(木), 동북방에 8목(木), 서방에 7화(火), 서남방에 2화(火), 중앙에 5토(土)가 배열되어 있습니다.

낙서(洛書)의 수(數)를 하도(河圖)의 수(數)와 비교해 보면 중앙에는 5토(土)만 있고 하도(河圖)에 있던 완성수인 10토(土)는 없으며, 남방의 화(火)와 서방의 금(金)이 서로 바뀌어 금화교역(金火交易)을 이루고 있는 상태입니다.

후천낙서(後天洛書)의 구궁수(九宮數)를 보면 선천하도(先天河圖)에 있던 완성수 10이 없고, 중앙의 5토(土)를 중심으로 상하에 9와 1, 좌우에 3과 7, 좌우의 간방(間方)에 8과 2, 4와 6이 배정되어 있습니다. 그런데 상하, 좌우, 간방(間方)의 숫자를 각각 합하면 선천상생(先天相生)의 완성수인 10이 되게 배열되어 있습니다. 이는 각 방위의 오행(五行)이 하도(河圖)의 완성수인 10토(土)의 작용을 받게 하기 위한 것으로 볼 수 있습니다.

그러므로 낙서(洛書)는 하도(河圖)에서 금화(金火)의 위치를 서로 바꾸어 상극(相克)의 이치를 만든 것입니다.

【구궁수(九宮數)의 오행(五行)과 오장(五臟)의 배열】

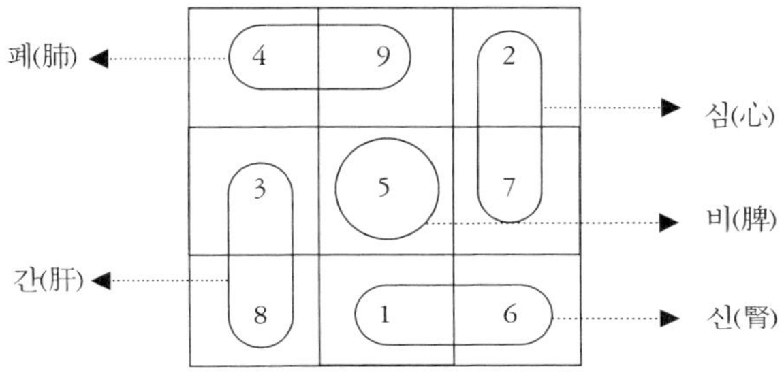

〈낙서(洛書)의 수(數)와 오장(五臟)의 위치〉

낙서(洛書)의 숫자를 오행(五行) 기준으로 보면 제일 위쪽의 남방에 4·9의 금(金)이 있고, 다음에 2·7의 화(火)가 있으며, 다음으로 중앙에 5·10(10은 내장되어 있음)의 토(土)가 있고, 다음에 3·8의 목(木)이 있으며, 제일 아래에 1·6의 수(水)가 배열되어 있습니다.

그러므로 오장(五臟)도 낙서(洛書)의 숫자 오행(五行)의 배열과 같이 제일 높은 곳에 금(金)인 폐(肺)가 있고, 다음에 화(火)인 심(心)이 있으며, 다음으로 중앙에 토(土)인 비(脾)가 있고, 다음에 목(木)인 간(肝)이 있으며, 제일 아래에 수(水)인 신(腎)이 위치하고 있는 것과 자연스럽게 일치합니다.

4. 낙서(洛書)의 금화교역(金火交易)

> 하도(河圖)에서 금(金)과 화(火)의 위치가 낙서(洛書)에서 서로 바뀐 이치는 어디에 있습니까?

하도(河圖)에서의 금화(金火)와 낙서(洛書)에서의 금화(金火)가 서로 바뀐 것을 일반적으로 금화교역(金火交易)이라 합니다. 역학(易學)을 공부한 많은 분들이 이 금화교역(金火交易)에 대한 깊은 이치를 오랫동안 궁구하였습니다. 여기서는 먼저 선천하도(先天河圖)의 상(象)에서 오행(五行)의 성질을 강유(剛柔)로 분류하여 금화교역(金火交易)을 설명하여 보겠습니다.

오행(五行)의 성질에서 온화한 기운을 가진 것을 유(柔)하다고 보고 청량(淸凉)한 기운을 가진 것을 강(剛)하다고 볼 수 있습니다.

그러므로 천일생수(天一生水)하는 수(水)의 성질은 본래 한(寒)하고 북방의 한(寒)한 자리에 수(水)가 위치하여 있지만, 동지(冬至)에 일양(一陽)이 생(生)하여 온기(溫氣)를 갖고 목(木)의 기운을 생(生)하게 하므로 수(水)는 유(柔)하다고 볼 수 있습니다.

목(木)의 성질은 본래 부드러운데 오히려 동방의 유(柔)한 자리에 목(木)이 위치하므로 목(木)의 유(柔)한 기운이 더욱 유(柔)하게 되므로 목(木)은 유(柔)하다고 볼 수 있습니다.

화(火)는 열(熱)한데 오히려 남방의 열(熱)한 자리에 위치하여 화(火)의 열(熱)한 기운이 더욱 극열(極熱)하게 되므로 화

(火)는 강(剛)하다고 볼 수 있습니다.

금(金)의 성질(性質)은 본래 강건(剛健)한데 오히려 서방의 청량(淸凉)한 자리에 금(金)이 위치하여 금(金)의 강건(剛健)한 기운이 더욱 강(剛)하게 되므로 금(金)은 강(剛)하다고 볼 수 있습니다.

토(土)는 강(剛)과 유(柔)가 서로 조화를 이루어 중앙에 위치하여 사방으로 흘러가므로 태과(太過)와 불급(不及)이 있을 수 없습니다.

오행(五行)의 기운이 조화를 이루게 하는 방법은 강(剛)한 것을 깎아 내고 유(柔)한 것을 북돋아 주는 것입니다. 그러므로 낙서(洛書)는 중앙(中央)에 토(土)를 배치하고 목화금수(木火金水)를 사방에 배치시켜 강유(剛柔)로 조화를 이루었습니다.

그러므로 유(柔)한 성질을 가진 수(水)와 목(木)은 선천하도(先天河圖)의 자리를 그대로 계승하고, 강건(剛健)하고 조량(燥凉)한 기운을 가진 금(金)은 더운 남방으로 자리를 옮겨 유(柔)하게 만들고, 극열(極熱)한 기운을 가진 화(火)는 청량(淸凉)한 서방으로 자리를 옮겨 금화교역(金火交易)을 이루게 하였습니다.

그리고 금화교역(金火交易)을 금화(金火)의 생극(生克) 관계로 보면 남방의 화(火)와 서방의 금(金)은 화극금(火克金)의 관계를 유지하고 있습니다.

선천하도(先天河圖)는 수(水)에서 오행(五行)이 발생하여 상생(相生)하는 관계를 이루고, 후천낙서(後天洛書)는 화(火)가 중심이 되어 변화를 주도하게 됩니다.

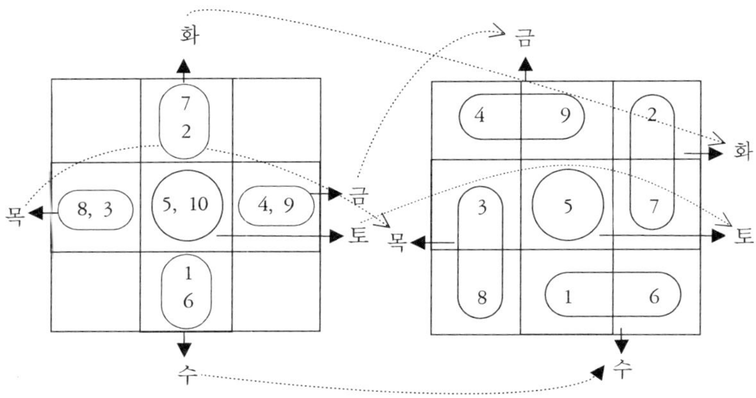

〈하도(河圖)의 수(數)〉 〈낙서(洛書)의 수(數)〉

낙서(洛書)에서 먼저 남방의 2·7화(火)가 화극금(火克金)의 원리로 4·9금(金)을 극(克)하여 금(金)의 자리로 옮겨가면 4·9금(金)은 화(火)가 두려워 자기의 자리를 화(火)에게 넘겨주고 2·7화(火)가 있던 동남방으로 피신하게 되는데 여기에서 금화교역(金火交易)이 이루어지게 됩니다.

북방은 수(水)에 속하므로 1·6수(水)가 위치하고 동방은 목(木)에 속하므로 3·8목(木)이 위치하게 됩니다. 수목(水木)의 관계는 수생목(水生木)의 원리로 목(木)은 수(水)의 기운을 받는 것을 기뻐하여 북방과 가까운 동북방으로 움직여서 3목(木)은 동방, 8목(木)은 동북방에 위치하게 됩니다. 그리고 수(水)는 금생수(金生水)의 원리로 서방(西方)의 금(金) 기운을 받는 것을 기뻐하여 서방과 가까운 서북방으로 움직여서 1수(水)는 북방, 6수(水)는 서북방에 위치하게 됩니다.

5. 인신(人身)의 금화교역(金火交易)

> 금화교역(金火交易)의 이치를 인신(人身)에서도 찾아볼 수 있습니까?

사람의 선천(先天)은 자궁(子宮)의 양수(羊水)에서 심(心)이 주(主)하는 혈(血)의 작용으로 성숙하므로 혈(血)이 주(主)가 되고, 후천(後天)은 폐(肺)가 대기를 호흡하고 음식물을 먹으면서 성장하므로 기(氣)가 주(主)가 됩니다.

태아(胎兒) 때는 모체(母體)를 통하여 간접적으로 천기(天氣)와 지미(地味)를 먹습니다. 금(金)에 속하는 폐(肺)는 직접 호흡을 하지 않고 화(火)에 속하는 심(心)이 모체로부터 받은 기미(氣味)로 태아(胎兒)가 성숙합니다. 그러므로 선천(先天)은 심(心)의 화기(火氣)가 주체가 됩니다. 출생 후에는 폐(肺)가 천기(天氣)를 직접 호흡하므로 폐(肺)가 기(氣)를 주(肺主氣)하고 혈(血)은 기(氣)를 따라 순환합니다. 따라서 후천(後天)에서는 폐(肺)의 금기(金氣)가 주체가 됩니다.

그리고 사람은 더운 기운이 있어야 생명을 유지할 수 있기 때문에 태양의 빛인 화기(火氣)가 잘 드는 남방을 향해 생활하므로 남방에는 오행(五行)에서 중요한 것이 위치하여야 합니다. 그러므로 기(氣)를 주(主)하는 금성(金性)인 폐(肺)가 남방의 화(火)의 자리로 옮긴 것입니다.

선천하도(先天河圖)에서는 심화(心火)가 주체가 되어 화(火)가 남방에 위치하게 되고, 후천낙서(後天洛書)에서는 폐금(肺金)이 주체가 되어 금(金)이 남방에 위치하게 되므로 금화교역(金火交易)이 이루어지게 됩니다.

출생하면 호흡을 통하여 아버지의 기운인 천기(天氣)를 잠시도 쉬지 않고 마셔야 하고 어머니의 덕인 지미(地味)는 여러 날을 먹지 않아도 죽지 않는데, 이는 지미(地味)인 혈(血)보다 천기(天氣)인 기(氣)가 더 중요함을 나타낸 것입니다. 그러므로 이를 '혈종기(血從氣)'라 하는데, 혈액에 산소가 공급되지 않으면 혈액 순환이 되지 않고 조직에 산소가 없으면 죽게 되는 이치를 말하는 것으로 볼 수 있습니다.

선천(先天)은 모체(母體)를 통하여 혈(血)을 받으므로 모체(母體)가 생명의 근원이 되고, 후천(後天)은 자신이 직접 폐(肺)를 통하여 호흡을 하고 음식물을 먹고 성장하므로 자기가 주체가 됩니다.

6. 낙서(洛書)의 중앙토(中央土)와 황극(皇極)

낙서(洛書)에서 중앙의 토(土)는 어떤 의미를 갖고 있는 것입니까?

무극(無極)은 선천(先天)으로 천(天)에 속하며, 태극(太極)은 후천(後天)이 되어 지(地)에 속하고, 황극(皇極)은 중천(中天)이 되어 인(人)에 속한다고 합니다. 그러므로 인(人)에 해당되는 중앙의 토(土)가 총 사령(司令)하는 것을 황극(皇極)이라 합니다. 황극(皇極)은 천지(天地)를 움직이고, 일월(日月)을 밝히며, 28수(宿)를 나열하고, 만물(萬物)을 생(生)합니다. 그 중에서

사람은 황극(皇極)을 토대로 만들어진 팔괘(八卦)의 이치를 가지게 됩니다.

토성(土性)인 황극(皇極)은 만상(萬象)을 포함하고 만물(萬物)을 생육(生育)시키므로 하나의 근본에서 만(萬) 가지 다른 것이 되고, 만(萬) 가지 다른 것은 하나의 근본으로 돌아오게 됩니다. 불교(佛敎)에서는 황극(皇極)으로 성불(成佛)하고, 유교(儒敎)에서는 황극(皇極)으로 성인(聖人)이 되며, 도교(道敎)에서는 황극(皇極)으로 신선(神仙)이 되고, 일국(一國)에서는 황극(皇極)으로 군신(君臣)을 정한다고 합니다.

그러므로 황극(皇極 ; 中央土)인 태극(太極)의 기운이 만물의 근원이 되고 있음을 말하고 있습니다.

한의학(韓醫學)에서도 중앙의 토(土) 기운을 중요시하였는데, 『내경(內經)』에서는 위기(衛氣), 영기(營氣), 종기(宗氣), 양기(陽氣), 원기(元氣), 곡기(穀氣), 청기(淸氣) 등 모든 기(氣)의 근본이 위기(胃氣)에 있으며 위기(胃氣)는 곡기(穀氣 ; 土氣)에서 나온다고 하였습니다. 곡기(穀氣)는 토(土)에서 나오므로 사람 기(氣)의 근본이 토(土)에 있다는 것을 나타낸 것입니다.

구궁도(九宮圖)에서 중앙토(中央土)가 사방에 영향을 미치어 오행(五行)의 작용을 원활하게 하는 것과 같이, 인체에서도 중앙토(中央土)에 속하는 위기(胃氣)가 오장(五臟)과 육부(六腑)에 공급되어야 오행(五行)의 균형이 유지되고 장부(臟腑)의 기능이 서로 조화를 유지할 수 있습니다.

우리가 건강을 유지한다는 것은 중앙토(中央土)의 기운인 수곡(水穀)의 기운으로 오행(五行)의 균형을 유지하여 장부(臟腑)의 기능이 조화를 이루게 하는 것입니다. 질병(疾病)은 장부의 기능이 조화를 잃어 오행(五行)의 균형이 조화를 잃은 것입니다. 치료(治療)란 침구(鍼灸)나 약물(藥物)로 중앙토(中央土)의 기운인 비위(脾胃)의 기운을 회복시켜 장부(臟腑)의 기능이 활성화되도록 하는 것입니다. 이는 중앙토(中央土)의 기운을 활성화시켜 오행(五行)의 작용이 조화를 이루게 만드는 것입니다.

7. 하도(河圖)와 낙서(洛書)의 비교

하도(河圖)와 낙서(洛書)는 어떤 차이점이 있습니까?

하도(河圖)	낙서(洛書)
○	☆
순(順)	역(逆)
천(天)	지(地)
상생(相生)	상극(相克)

〈하도(河圖)와 낙서(洛書)의 비교〉

하도(河圖)와 낙서(洛書)는 상생(相生)과 상극(相克)의 이치를 담고 있기 때문에 둥근 원(○)과 별표(☆)로 표시할 수 있습니다. 상생(相生)과 상극(相克)의 이치를 응용하여 인신(人身)을 이해하고, 장부(臟腑)의 생리(生理)와 병리(病理)를 이해하기 위해서 음양(陰陽)의 변화를 알아야 합니다.

음양(陰陽)의 변화라는 것은 더운 기운과 찬 기운의 변화를 말하며, 음양(陰陽)의 변화를 알기 위해서는 하도(河圖)와 낙서(洛書)를 연구하고 그 속에 담겨져 있는 이치를 궁구하여야 합니다.

하도(河圖)는 체(體)가 되고 낙서(洛書)는 용(用)이 되며, 하도(河圖)는 상(象)인 동시에 수(數)이고, 낙서(洛書)는 이치(理)인 것으로 인식할 수 있습니다.

하도(河圖)는 순행(順行)하면서 상생(相生)하고, 낙서(洛書)는 역행(逆行)하면서 상극(相克)하므로, 하도(河圖)는 순(順)으로 볼 수 있고 낙서(洛書)는 역(逆)으로 볼 수 있습니다.

그러므로 하도(河圖)는 순행(順行)하고 원(圓)이고, 낙서(洛書)는 역행(逆行)하고 각(角)입니다.

하도(河圖)는 선천(先天)에서 상생(相生)하는 근본이고 낙서(洛書)는 후천(後天)에서 상극(相克)하는 변화이며, 하도(河圖)는 정(靜)한 상태이고 낙서(洛書)는 동(動)한 상태이며, 상생(相生)과 상극(相克)을 비교하면 화(火)와 금(金)의 위치가 바뀌어 있습니다.

하도(河圖)의 상생(相生) 이치만으로 오행(五行)을 설명하기 어렵고, 낙서(洛書)의 상극(相克) 이치만으로 오행(五行)을 이해하기 어렵습니다. 상생(相生)은 상극(相克)을 전제로 하고, 상극(相克)은 상생(相生)을 바탕으로 하고 있기 때문에 상생(相生)과 상극(相克)을 통해서 오행(五行)을 이해할 수 있습니다.

동양에는 수리(數理)를 다룬 하락이수(河洛理數)가 있고, 하도(河圖)의 도(圖)와 낙서(洛書)의 서(書)가 합하여 도서관(圖書館)이라 명명하였습니다. 그러므로 도서관(圖書館)은 하도(河圖)의 그림인 상(象)과 낙서(洛書)의 수리(數理)가 합하여 이루어진 자연의 변화를 상징한 것으로 하도(河圖)와 낙서(洛書)의 이치가 모여 있다는 뜻을 갖고 있습니다.

第5節 선천팔괘(先天八卦)

1. 선천팔괘(先天八卦)의 생성(生成)과 구성(構成)

태극(太極)이 삼변(三變)하여 생성된 선천팔괘(先天八卦)의 생성과 구성은 어떻게 되어 있습니까?

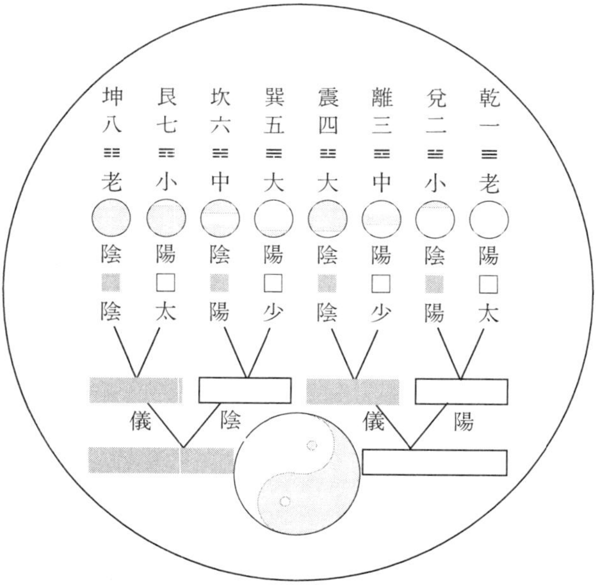

상(象)·수(數)·이(理)의 개념이 정리되면 천(天)의 특성과 지(地)의 특성을 사용하여 천부(天父)와 지모(地母)가 상응하여 만든 상(象)을 구체화할 필요가 생기게 됩니다.

그러므로 자연 현상에서 만물을 소생하여 변화시키는 요소가 되는 상(象)을 취하고, 그 것이 가지고 있는 특성에 따라 음양(陰陽)의 상(象 ; 陰爻와 陽爻)을 이용하여 '괘(卦)'를 만들었습니다.

천지(天地)의 부모가 수(水)와 화(火)를 원료로 음양(陰陽)의 토(土)에서 음양(陰陽)의 목(木)과 음양(陰陽)의 금(金)을 생성하였는데, 만물의 생성과 변화를 주도하는 여덟 가지를 요소로 삼아 '팔괘(八卦)'를 만들었다고 볼 수 있습니다.

요소가 되는 여덟 개의 괘(卦)에 상(象)·수(數)·이(理)를 붙여 한 개의 괘상(卦象)을 만들었으므로 8괘(卦)는 상(象)·수(數)·이(理)를 바탕으로 제정되었습니다.

양(陽)의 기운이 생성되고 음(陰)의 기운이 소멸하는 천도(天道)를 양(陽)의 모양인 '━'그림으로 표시하여 건(乾)·태(兌)·이(離)·진(震)의 네 괘(卦)를 만들었습니다. 또한 음(陰)의 기운이 생성되고 양(陽)의 기운이 소멸하는 지도(地道)를 음(陰)의 모양인 '--'그림으로 표시하여 손(巽)·감(坎)·간(艮)·곤(坤)의 네 괘(卦)를 만들었습니다. 그리고 이를 통하여 음양(陰陽)의 소식(消息)을 분별하도록 하였습니다.

태초(太初)에 우주가 생성될 때 태극(太極)이 생기고, 다시 음(陰)과 양(陽)으로 나누어지고, 삼라만상(森羅萬象)이 모두 음(陰)과 양(陽)으로 나누어지므로 하나의 괘(卦)는 음(陰 ; --)과 양(陽 ; ━)으로 구성됩니다.

【팔괘(八卦)의 생성(生成)】

『주역(周易)・계사전(繫辭傳)』에 의하면 "복희황제(伏羲皇帝)가 하늘의 천문(天文)을 관찰하여 하늘의 기상(氣象)을 보았고, 땅의 지리(地理)를 관찰하여 땅의 법칙을 살폈으며, 새와 짐승들의 모습과 자취에서 땅의 적당함을 관찰하였다. 그리고 가까이는 자신의 몸을 관찰하고, 멀리는 물건을 관찰하여 8괘(卦)를 지어 신명(神明)의 덕(德)에 통하고, 만물의 정상(情狀)을 유별(有別)하였다"고 합니다.

【선천팔괘(先天八卦)의 음양(陰陽) 취상(取象)】

선천팔괘(先天八卦)는 하늘의 해, 달, 만물을 싣고 있는 땅을 기준으로 삼고, 자연의 기본 요소인 물, 불, 바람, 비, 산, 금석(金石) 등에 나타나는 음양(陰陽)의 변화를 보고 상(象)을 취하였습니다.

천(天)의 일월(日月)은 동(動)하고, 지(地)에 실려있는 만물은 변화하며, 우주는 성(成)・주(住)・괴(壞)・공(空)하고 인간은 생(生)・노(老)・병(病)・사(死)하는 자연의 순리(順理)를 상(象)을 통하여 나타낸 것이 선천팔괘(先天八卦)라고 볼 수 있습니다.

【천지인(天地人) 삼재(三才)의 의미】

『주역(周易)・설괘전(說卦傳)』에는 "옛날 성인(聖人)이 역(易)을 지을 때에 장차 성명(性命)의 이치에 순응하려 하였다. 그러므로 하늘의 도(道)를 세워 음(陰)과 양(陽)이라 하고, 땅의 도(道)를 세워 유(柔)와 강(剛)이라 하고, 사람의 도(道)를 세워 인(仁)과 의(義)라 하였다"고 하였습니다.

『주역(周易)・계사전(繫辭傳)』에는 "천도(天道)는 천문(天文)을 관찰하여 밤과 낮이 있는 것을 알 수 있고, 지도(地道)는 지리(地理)를 고찰(考察)하여 높고 깊음이 있는 것을 알 수 있었다.

그러므로 어둡고 밝은 유명(幽明)의 두 세계가 있는 것을 알 수 있다. 만물의 근원을 미루어 보아 그 종말(終末)로 돌아가는 것을 관찰하므로 사람이 살고 죽는 이유를 알 수 있다"고 하였습니다.

천(天)의 음양(陰陽)과 지(地)의 강유(剛柔)와 인(人)의 인의(仁義)로 천지인(天地人)의 도(道)를 세워 만물의 근원을 밝히고, 사람의 생사(生死)를 알 수 있으므로 천(天)·지(地)·인(人) 삼재(三才)를 으뜸으로 삼았습니다.

【삼효(三爻)와 천지인(天地人)】

성명(性命)의 이치에 순응하기 위하여 하늘의 도(道)를 세워 음양(陰陽)이라 하고, 땅의 도(道)를 세워 유강(柔剛)이라 하고, 사람의 도(道)를 세워 인의(仁義)라 했는데 천지인(天地人) 삼재(三才)로 역(易)의 삼효(三爻)를 만들었습니다.

한 개의 괘(卦)는 하늘의 기운과 땅의 기운으로 만물이 생(生)·장(長)·화(化)·수(收)·장(藏)하는 변화를 가져오므로, 천지(天地)의 기운을 상효(上爻)와 하효(下爻)에 각각 배치하고 만물을 상징하는 인(人)을 중효(中爻)에 배치하였습니다.

【복희(伏羲)의 작괘(作卦)와 효(爻)】

복희황제(伏羲皇帝)가 하도상(河圖象)을 보고 작괘(作卦)를 하여 하나의 괘(卦)에 세 개의 효(爻)를 붙이고, 세 개의 효(爻)로 천지인(天地人) 삼재(三才)를 정하였는데, 상효(上爻)는 천(天)을 상징하고, 하효(下爻)는 지(地)를 상징하며, 중효(中爻)는 인(人 ; 만물)을 상징합니다.

2. 선천팔괘(先天八卦)의 가족

선천팔괘(先天八卦)를 천부(天父)와 지모(地母)의 팔괘로 쉽게 이해할 수는 없습니까?

건(乾) ☰부(父)			곤(坤) ☷모(母)		
진(震) ☳	감(坎) ☵	간(艮) ☶	손(巽) ☴	이(離) ☲	태(兌) ☱
장남(長男)	중남(中男)	소남(少男)	장녀(長女)	중녀(中女)	소녀(少女)

〈선천팔괘(先天八卦) 가족차서도(家族次序圖)〉

선천팔괘(先天八卦)는 천부(天父)와 지모(地母)에서 시작됨으로 가족(家族) 관계로 설명하고 있습니다.

'진괘(震卦 ; ☳)'는 모(母)인 곤괘(坤卦, ☷)의 초효(初爻)에 부(父)의 양기(陽氣 ; ⚊)가 들어간 모양(☳)인데 이는 곤모(坤母)가 건부(乾父)의 양기(陽氣 ; ⚊)를 제일 먼저 얻은 결과이므로 장남(長男)이 됩니다.

'감괘(坎卦 ; ☵)'는 모(母)인 곤괘(☷)의 중효(中爻)에 부(父)의 양기(陽氣 ; ⚊)가 들어간 모양(☵)인데, 이는 곤모(坤母)가 건부(乾父)의 양기(陽氣 ; ⚊)를 두 번째 얻은 결과이므로 중남(中男)이 됩니다.

'간괘(艮卦, ☶)'는 모(母)인 곤괘(☷)의 상효(上爻)에 부(父)의 양기(陽氣 ; ⚊)가 들어간 모양(☶)인데, 이는 곤모(坤母)가 건부(乾父)의 양기(陽氣 ; ⚊)를 세 번째 얻은 결과이므로 소남(少男)이 됩니다.

'손괘(巽卦, ☴)'는 부(父)인 건괘(乾卦, ☰)의 초효(初爻)에 모(母)의 음기(陰氣 ; --)가 들어간 모양(☴)인데, 이는 건부(乾父)가 곤모(坤母)의 음기(陰氣 ; --)를 제일 먼저 얻은 결과이므로 장녀(長女)가 됩니다.

'이괘(離卦, ☲)'는 부(父)인 건괘(乾卦, ☰)의 중효(中爻)에 모(母)의 음기(陰氣 ; --)가 들어간 모양(☲)인데, 이는 건부(乾父)가 곤모(坤母)의 음기(陰氣 ; --)를 두 번째 얻은 결과이므로 중녀(中女)가 됩니다.

'태괘(兌卦, ☱)'는 부(父)인 건괘(乾卦, ☰)의 상효(上爻)에 모(母)의 음기(陰氣 ; --)가 들어간 모양(☱)인데, 이는 건부(乾父)가 곤모(坤母)의 음기(陰氣 ; --)를 세 번째 얻은 결과이므로 소녀(少女)가 됩니다.

【건부(乾父)와 곤모(坤母)의 일가(一家) 성립】

건부(乾父)와 곤모(坤母)가 일가(一家)를 이루고, 삼남(三男)과 삼녀(三女)를 출산하여 한 가정을 꾸려 가는 모습을 상(象)으로 표현한 것이 8괘(卦)가 됩니다.

건부(乾父)인 양괘(陽卦, ☰)의 아래에서부터 모(母)의 성질인 음효(陰爻 ; --)가 하나씩 들어오면 장녀(長女)인 손괘(巽卦 ; ☴), 중녀(中女)인 이괘(離卦 ; ☲)와 소녀(少女)인 태괘(兌卦 ; ☱)가 생성됩니다.

곤모(坤母)인 음괘(陰卦, ☷)의 아래에서부터 부(父)의 성질인 양효(陽爻 ; —)가 하나씩 들어오면 장남(長男)인 진괘(震卦 ; ☳), 중남(中男)인 감괘(坎卦 ; ☵)와 소남(少男)인 간괘(艮卦 ; ☶)가 생성됩니다.

이것은 건부(乾父)와 곤모(坤母)가 결혼하여 삼남(三男) 삼녀

(三女)의 가족을 출산한 것으로 태극(太極)이 세 번 변화한 것입니다.

3. 선천팔괘(先天八卦)의 차서(次序 ; 배열)

선천팔괘(先天八卦)에서 일건천(一乾天), 이태택(二兌澤), 삼리화(三離火), 사진뢰(四震雷), 오손풍(五巽風), 육감수(六坎水), 칠간산(七艮山), 팔곤지(八坤地)의 배열은 어떤 이치가 있습니까?

이태택(☱) (二兌澤)	일건천(☰) (一乾天)	오손풍(☴) (五巽風)
삼리화(☲) (三離火)		육감수(☵) (六坎水)
사진뢰(☳) (四震雷)	팔곤지(☷) (八坤地)	칠간산(☶) (七艮山)

〈선천팔괘차서구궁배속도〉

선천팔괘(先天八卦)의 배열을 관찰하여 보면 땅을 상징하는 '곤지(坤地)'가 맨 아래에 있고, 땅위에 산을 상징하는『간산(艮山)』이 있으며, 산 위에 물을 상징하는 '감수(坎水)'가 있고, 물위에 바람을 상징하는 '손풍(巽風)'이 있습니다. 그리고 바람 위에 우레를 상징하는 '진뢰(震雷)'가 있고, 우레 위에 불을 상징하는 '이화(離火)'가 있으며, 불 위에 비를 상징하는『태택(兌澤)』이 있고, 맨 위에 하늘을 상징하는 '건천(乾天)'이 배열되어 있습니다.

이 배열은 8괘(卦)가 상징하고 있는 자연의 모습을 있는 그대로 표시한 것으로, 선천팔괘(先天八卦)의 차서(次序)와는 역순(逆順)을 이루고 있는 것을 알 수 있습니다.

하늘을 상징하는 건괘(乾卦)를 기준으로 볼 때 하늘에서 음기(陰氣)가 하강하면 건(乾)→태(兌)→이(離)→진(震)의 순서로 괘(卦)가 생성됩니다.

하늘을 상징하는 건괘(乾卦)는 제일 위에서 '☰'모양이 되고, 여기에 하늘의 음기(陰氣)가 한 번 하강하면 '☱'모양의 태괘(兌卦)가 됩니다. 하늘의 음기(陰氣)가 두 번 하강하면 '☲'모양의 이괘(離卦)가 되고, 하늘의 음기(陰氣)가 세 번 중복하여 하강하면 건괘(乾卦)의 그림자만 남게 되어 '☳'모양의 진괘(震卦)가 생성됩니다.

이렇게 생성되는 것을 봄에서 여름까지 양기(陽氣)가 상승하는 자연 현상으로 보면 사진뢰(四震雷)→삼리화(三離火)→이태택(二兌澤)→일건천(一乾天)의 순서가 됩니다.

그리고 땅을 상징하는 곤괘(坤卦)를 기준으로 볼 때 땅에서 양기(陽氣)가 상승하면 곤(坤)→간(艮)→감(坎)→손(巽)의 순서로 괘(卦)가 생성됩니다.

땅을 상징하는 곤괘(坤卦)는 제일 아래에서 '☷'모양이 되고, 여기에 땅의 양기(陽氣)가 한 번 상승하면 '☶'모양의 간괘(艮卦)가 됩니다. 땅의 양기(陽氣)가 두 번 상승하면 '☵'모양의 감괘(坎卦)가 되고, 땅의 양기(陽氣)가 세 번 중복하여 상승하면 곤괘(坤卦)의 그림자만 남게 되어 '☴'모양의 손괘(巽卦)가 됩니다.

이렇게 생성되는 것을 가을에서 겨울까지 음기(陰氣)가 하강하는 자연 현상으로 보면 오손풍(五巽風)→육감수(六坎水)

→칠간산(七艮山)→팔곤지(八坤地)의 순서가 됩니다.

4. 선천팔괘(先天八卦)의 방위(方位)

태극(太極)이 삼변(三變)하여 생성된 선천팔괘(先天八卦)는 어떻게 방위(方位)가 결정된 것입니까?

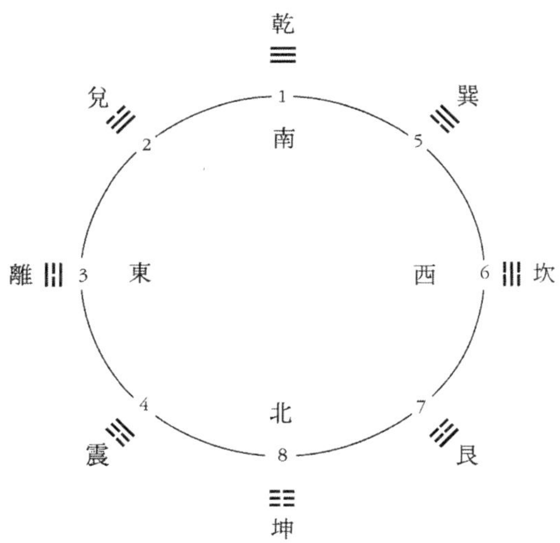

〈복희선천팔괘방위도(伏羲先天八卦方位圖)〉

자연의 현상에서 나타나는 상(象)을 근거로 선천팔괘(先天八卦)가 생성되어 각자가 제자리를 찾아 방위를 결정하게 됩니다.

'건괘(乾卦 ; ☰)'는 하늘(天)을 상징하고, 하늘은 높은 곳에 있으므로 건괘(乾卦)는 제일 높은 남방에 위치하게 됩니다.

'곤괘(坤卦 ; ☷)'는 땅(地)을 상징하고, 땅은 낮은 곳에 있으므로 곤괘(坤卦)는 제일 낮은 북방에 위치하게 됩니다.

'감괘(坎卦 ; ☵)'는 물(水)로 달(月)을 상징하고, 달은 물을 주관하는데, 물이 윤하(潤下)하고 달이 서방에서 지는 것을 취한 것이므로 감괘(坎卦)는 서방에 위치하게 됩니다.

'이괘(離卦 ; ☲)'는 불(火)로 태양을 상징하고, 태양은 화(火)를 주관하는데, 불이 염상(炎上)하고 해가 동쪽에서 떠오르는 것을 취한 것이므로 이괘(離卦)는 동방에 위치하게 됩니다.

'간괘(艮卦 ; ☶)'는 산을 상징하고, 산은 고요하여 정(靜)을 주관하는데, 산은 평지에서 솟아나 생긴 것이므로 땅을 상징하는 곤괘(坤卦)의 옆에 위치합니다. 간괘(艮卦)는 그릇을 엎어놓은 것 같아서 물건이 담길 수 없으므로 정(靜)을 상징하고 음기(陰氣)가 내려가는 모양이므로 서북방에 위치하게 됩니다.

'태괘(兌卦 ; ☱)'는 못(澤)을 상징하고, 못은 하늘에서 내린 비(雨)를 저장하므로 태괘(兌卦)는 비(雨)를 상징하여 하늘인 건괘(乾卦)의 옆에 위치합니다. 태괘(兌卦)는 태양이 떠서 하늘로 솟아오르는 모양이므로 동남방에 위치하게 됩니다.

'진괘(震卦 ; ☳)'는 우레[雷]를 상징하고, 천둥과 번개는 동(動)을 주관하며, 동(動)은 땅에서 일어나므로 곤괘(坤卦)의 옆에 위치합니다. 진괘(震卦)는 위가 뚫린 그릇과 같아 물건이 담길 수 있으므로 동(動)을 상징하고 양기(陽氣)가 솟아오르는 모양이므로 동북방에 위치하게 됩니다.

'손괘(巽卦 ; ☴)'는 풍(風)을 상징하고, 바람은 하늘 아래에서 동(動)하므로 하늘인 건괘(乾卦)의 우측에 위치하고, 태양이 정오를 지나 기우는 모양이므로 서남방에 위치하게 됩니다.

5. 선천팔괘(先天八卦)의 대대(對待)와 장부치법(臟腑治法)

> 선천팔괘(先天八卦)의 배열에서 건곤(乾坤), 감리(坎離), 간태(艮兌), 진손(震巽)의 대대(對待)가 갖고 있는 의미가 있습니까?

건괘(乾卦)와 곤괘(坤卦)가 대대(對待)하면 '천지정위(天地定位)'가 되고, 감괘(坎卦)와 이괘(離卦)가 대대(對待)하면 '수화불상사(水火不相射)'가 되고, 간괘(艮卦)와 태괘(兌卦)가 대대(對待)하면 '산택통기(山澤通氣)'가 되고, 진괘(震卦)와 손괘(巽卦)가 대대(對待)하면 '뇌풍상박(雷風相搏)'이 됩니다.

【천지정위(天地定位)】

천(天)은 무형(無形)으로 처음 생겨난 것을 말하고 하늘(天)에서 천기(天氣)가 하강하여 지기(地氣)와 상합(相合)하므로 하늘에는 교합(交合)의 뜻이 있습니다. 지(地)는 유형(有形)으로 이미 이루어진 것을 말하고 땅에서 지기(地氣)가 상승하여 천기(天氣)를 받아 만물(萬物)을 생(生)하는 뜻이 있습니다. 그러므로 천지(天地)의 위치가 상하(上下)에 정해집니다.

【천지정위(天地定位 ; 乾天·坤地)와 심(心)·신(腎)의 치법(治法)】

선천팔괘(先天八卦)에서 건괘(乾卦)는 남방의 화(火)로 심(心)에 속하고, 곤괘(坤卦)는 북방의 수(水)로 신(腎)에 속하므로 심병(心病)은 신(腎)을 치료하고, 신병(腎病)은 심(心)을 치료할 수 있습니다.

태(兌) (☱)	건(乾) (☰)	손(巽) (☴)
이(離) (☲)		감(坎) (☵)
진(震) (☳)	곤(坤) (☷)	간(艮) (☶)

〈선천팔괘구궁도〉

택 (澤)	천 (天)	풍 (風)
화 (火)		수 (水)
뇌 (雷)	지 (地)	산 (山)

〈선천팔괘상징구궁도〉

천 지 정 위 (天 地 定 位)
산 택 통 기 (山 澤 通 氣)
뇌 풍 상 박 (雷 風 相 搏)
수 화 불 상 사(水 火 不 相 射)

〈선천팔괘상통법〉

간 (肝)	심, 소장 (心, 小腸)	비 (脾)
담 (膽)		폐 (肺)
위 (胃)	신, 방광 (腎, 膀胱)	대장 (大腸)

〈장부구궁배속도〉

※ 이 책에서 장부의 8괘 배속은 후천팔괘를 기준으로 합니다.

【수화불상사(水火不相射)】

감괘(坎卦)는 수(水)로 달을 상징하며 달이 지는 곳에 있으므로 감괘(坎卦)는 물(水)이고, 이괘(離卦)는 화(火)로 태양을 상징하여 태양이 뜨는 곳에 있으므로 이괘(離卦)는 불(火)이고, 이(離)와 감(坎)은 좌우의 문에 배열되어 천지(天地)가 닫히고 열리는 곳이며, 일월(日月)이 출입하는 곳입니다. 그러므로 물과 불이 서로 간섭하지 않는 것입니다.

【수화불상사(水火不相射；坎水・離火)와 담(膽)・폐(肺)의 치법(治法)】

선천팔괘(先天八卦)에서 감괘(坎卦)는 서방의 금(金)으로 폐(肺)에 속하고, 이괘(離卦)는 동방의 목(木)으로 담(膽)에 속하므로 폐병(肺病)은 담(膽)을 치료하고, 담병(膽病)은 폐(肺)를 치료할 수 있습니다.

【산택통기(山澤通氣)】

산과 못의 기운이 서로 통하고 있는 것으로 간산(艮山)은 못의 물을 가두어 음(陰)이 자라는 것이고, 태택(兌澤)은 못의 물이 산에 가두어져 토(土；地火)의 기운을 받아 양(陽)이 자라는 것이므로 음양(陰陽)의 기운이 통하는 것입니다.

【산택통기(山澤通氣；艮山・兌澤)와 간(肝)・대장(大腸)의 치법(治法)】

선천팔괘(先天八卦)에서 간괘(艮卦)는 서북방의 금(金)으로 대장(大腸)에 속하고, 태괘(兌卦)는 동남방의 목(木)으로 간(肝)에 속하므로 대장병(大腸病)은 간(肝)을 치료하고, 간병(肝病)은 대장(大腸)을 치료할 수 있습니다.

【뇌풍상박(雷風相搏)】

우레와 바람이 서로 부딪치고 있는 것으로 진괘(震卦)에서 음(陰)이 교합(交合)하기 시작하면 양(陽)이 생기고, 손괘(巽卦)에서 양(陽)이 소멸(消滅)하기 시작하면 음(陰)이 생기게 됩니다.

【뇌풍상박(雷風相搏 ; 震雷・巽風)과 위(胃)・비(脾)의 치법(治法)】

선천팔괘(先天八卦)에서 진괘(震卦)는 동북방의 양(陽)이 생(生)하는 곳으로 위(胃)에 속하고, 손괘(巽卦)는 서남방의 음(陰)이 생(生)하는 곳으로 비(脾)에 속하므로 위병(胃病)은 비(脾)를 치료하고, 비병(脾病)은 위(胃)를 치료할 수 있습니다.

6. 선천팔괘(先天八卦)의 태극운동(太極運動)

> 선천팔괘(先天八卦)의 배열에서 건괘(乾卦)의 천도(天道)와 곤괘(坤卦)의 지도(地道)가 갖고 있는 의미가 있습니까?

건(乾)은 천(天)으로 하늘에서 천일생수(天一生水)한 기운인 수기(水氣)가 하강하므로 일건(一乾)→이태(二兌)→삼리(三離)→사진(四震)의 순으로 음효(陰爻)가 하늘에서 왼쪽을 향하여 내려오는데 이런 모양은 천도(天道)가 좌선(左旋)하는 것을 나타냅니다.

곤(坤)은 지(地)로 땅에서 지이생화(地二生火)한 기운인 화기(火氣)가 상승하므로 팔곤(八坤)→칠간(七艮)→육감(六坎)→

오손(五巽)의 순으로 양효(陽爻)가 땅에서 오른쪽을 향하여 올라가는데 이런 모양은 지도(地道)가 우전(右轉)하는 것을 나타냅니다.

이태택(☱) (二兌澤)	일건천(☰) (一乾天)	오손풍(☴) (五巽風)
삼리화(☲) (三離火)	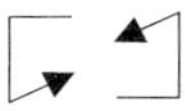	육감수(☵) (六坎水)
사진뢰(☳) (四震雷)	팔곤지(☷) (八坤地)	칠간산(☶) (七艮山)

〈선천팔괘차서구궁배속도〉

천도(天道)는 건괘(乾卦)에서 좌측으로 하강하기 시작하여 좌하(左下)의 진괘(震卦)에서 마치고 다시 우측으로 상승하려는 힘을 간직하고 있는 모양입니다. 그리고 지도(地道)는 곤괘(坤卦)에서 우측으로 상승하기 시작하여 우상(右上)의 손괘(巽卦)에서 마치고 다시 좌측으로 하강하려는 힘을 간직하고 있는 모양입니다.

건괘(乾卦)에서 시작한 천기(天氣)는 진괘(震卦)에서 다시 상승하려는 기운이 있으므로 로 표시할 수 있는데, 이는 천도(天道)가 좌선(左旋)하는 모양입니다. 곤괘(坤卦)에서 시작한 지기(地氣)는 손괘(巽卦)에서 다시 하강하려는 기운이 있으므로 로 표시할 수 있는데, 이는 지도(地道)가 우전(右轉)하는 모양입니다.

천기(天氣)와 지기(地氣)는 항상 상합(相合)하려는 기운으로 작용하기 때문에 만물을 생성하는 근본이 되고, 두 기운의 모양을 상합(相合)하면   모양의 태극(太極)운동이 나타나게 됩니다.

이와 같이 천기(天氣)가 하강하는 태극(太極)운동의 극점(極點 ; )에 있는 진뢰(震雷)와 지기(地氣)가 상승하는 태극(太極)운동의 극점(極點 ; )에 있는 손풍(巽風)이 주축이 되어 동(動)하면 후천팔괘(後天八卦)가 생성됩니다. 따라서 풍목(風木)의 기운이 후천(後天)의 변화를 일으키는 주축임을 암시하고 있다고 볼 수 있습니다.

第6節 후천팔괘(後天八卦)

1. 후천팔괘(後天八卦)의 생성(生成)

선천팔괘(先天八卦)에서 후천팔괘(後天八卦)로 변화하는 과정을 어떻게 이해하는 것이 좋습니까?

선천팔괘(先天八卦)의 배열은 건괘(乾卦)와 곤괘(坤卦)가 대대(待對)하여 천지(天地)가 정위(定位)하고, 간괘(艮卦)와 태괘(兌卦)가 짝을 지어 산택(山澤)이 통기(通氣)하며, 감괘(坎卦)와 이괘(離掛)가 짝을 지어 수화(水化)가 불상사(不相射)하고, 뇌풍(雷風)이 상박(相搏)하는 형태를 이루고 있습니다.

선천팔괘에서 서로 마주 보고 있는 괘(卦)가 상합하면 한 괘(卦)의 효(爻)가 짝을 이루는 괘(卦)로 이동하여 후천팔괘가 생성됩니다.

【선천곤괘(先天坤卦)의 북방에 후천감괘(後天坎卦)가 생성】

건괘(乾卦 ; ☰)의 중효(中爻 ; ⚊)가 곤괘(坤卦 ; ☷)의 중효(中爻)로 이동하고 후천(後天)에서 감괘(坎卦 ; ☵)로 변하여 북방에 위치하게 됩니다.

태(兌) (☱)	건(乾) (☰)	손(巽) (☴)
이(離) (☲)		감(坎) (☵)
진(震) (☳)	곤(坤) (☷)	간(艮) (☶)

〈선천팔괘구궁배속도〉

손(巽) (☴)	이(離) (☲)	곤(坤) (☷)
진(震) (☳)		태(兌) (☱)
간(艮) (☶)	감(坎) (☵)	건(乾) (☰)

〈후천팔괘구궁배속도〉

【선천건괘(先天乾卦)의 남방에 후천리괘(後天離卦)가 생성】

곤괘(坤卦 ; ☷)의 중효(中爻, --)가 건괘(乾卦 ; ☰)의 중효(中爻)로 이동하고 후천(後天)에서 이괘(離卦 ; ☲)로 변하여 남방에 위치하게 됩니다.

【선천리괘(先天離卦)의 동방에 후천진괘(後天震卦)가 생성】

감괘(坎卦 ; ☵)의 상효(上爻, --)가 이괘(離卦 ; ☲)의 상효(上爻)로 이동하고 후천(後天)에서 진괘(震卦 ; ☳)로 변하여 동방에 위치하게 됩니다.

【선천감괘(先天坎卦)의 서방에 후천태괘(後天兌卦)가 생성】

이괘(離卦 ; ☲)의 하효(下爻 ; —)가 감괘(坎卦 ; ☵)의 하효(下爻)로 이동하고 후천(後天)에서 태괘(兌卦 ; ☱)로 변하여 서방에 위치하게 됩니다.

【선천손괘(先天巽卦)의 서남방에 후천곤괘(後天坤卦)가 생성】

진괘(震卦 ; ☳)의 상효(上爻 ; --)와 중효(中爻 ; --)가 손괘

(巽卦 ; ☴)의 상효(上爻)와 중효(中爻)로 이동하고 후천(後天)에서 곤괘(坤卦 ; ☷)로 변하여 서남방에 위치하게 됩니다.

【선천진괘(先天震卦)의 동북방에 후천간괘(後天艮卦)가 생성】

손괘(巽卦 ; ☴)의 상효(上爻 ; ⚊)와 하효(下爻 ; ⚋)가 진괘(震卦 ; ☳)의 상효(上爻)와 하효(下爻)로 이동하고 후천(後天)에서 간괘(艮卦 ; ☶)로 변하여 동북방에 위치하게 됩니다.

【선천태괘(先天兌卦)의 동남방에 후천손괘(後天巽卦)가 생성】

간괘(艮卦 ; ☶)의 상효(上爻 ; ⚊)와 하효(下爻 ; ⚋)가 태괘(兌卦 ; ☱)의 상효(上爻)와 하효(下爻)로 이동하고 후천(後天)에서 손괘(巽卦 ; ☴)로 변하여 동남방에 위치하게 됩니다.

【선천간괘(先天艮卦)의 서북방에 후천건괘(後天乾卦)가 생성】

태괘(兌卦 ; ☱)의 중효(中爻 ; ⚊)와 하효(下爻 ; ⚊)가 간괘(艮卦 ; ☶)의 중효(中爻)와 하효(下爻)로 이동하고 후천(後天)에서 건괘(乾卦 ; ☰)로 변하여 서북방에 위치하게 됩니다.

【선천팔괘(先天八卦)와 후천팔괘(後天八卦)의 조화】

선천(先天)은 천지정위(天地定位), 산택통기(山澤通氣), 수화불상사(水火不相射), 뇌풍상박(雷風相搏)의 서로 대대(對待)되는 이치로 배열되어 있고, 후천팔괘(後天八卦)는 간괘(艮卦 ; ☶)와 곤괘(坤卦 ; ☷)의 토(土)를 축으로 하여 수화(水火)가 중심이 되고 목기(木氣)가 상승하고 금기(金氣)가 하강하는 이치로 배열되어 있습니다.

선천팔괘(先天八卦)에서 후천팔괘(後天八卦)로 이동하여 선천팔괘(先天八卦)는 체(體)가 되고 후천팔괘(後天八卦)는 용(用)이 되어 있고, 후천팔괘(後天八卦)는 체용(體用)이 함께 유행(流行)하는 이치로 성립되어 있으므로 변화와 조화가 생겨납니다.

【건곤괘(乾坤卦)의 변화(變化)】

건(乾 ; ☰)에서 초효(初爻)가 바뀌면 손(巽 ; ☴)이 되고 중효(中爻)가 바뀌면 이(離 ; ☲)가 되고 상효(上爻)가 바뀌면 태(兌 ; ☱)가 됩니다.

곤(坤 ; ☷)에서 초효(初爻)가 바뀌면 진(震 ; ☳)이 되고 중효(中爻)가 바뀌면 감(坎 ; ☵)이 되고 상효(上爻)가 바뀌면 간(艮 ; ☶)이 됩니다.

이는 건곤(乾坤)의 괘(卦)에서 한 효(爻)가 변화하여 8괘(卦)가 되는 이치를 나타낸 것으로 건곤(乾坤)의 괘(卦)가 중심이 됨을 나타내고 있습니다.

2. 팔괘가족(八卦家族)의 이동(移動)

선천팔괘(先天八卦)에서 후천팔괘(後天八卦)로 변화하는 것을 다른 방법으로 이해할 수도 있습니까?

선천팔괘(先天八卦)가 후천팔괘(後天八卦)로 변화하는 것을 8괘(卦) 가족의 상황으로 설명하면, 후천(後天)에서 건괘(乾卦)는 노부(老父)가 되고 곤괘(坤卦)는 노모(老母)가 됩니다. 음양(陰陽)의 교합이 불가능하고 조화를 생(生)하지 못하면 자식을 출산할 수 없으므로 무용지물이 되고, 무용(無用)이 되면 직위와 임무를 타인에게 넘기고 거처를 옮기게 됩니다.

태(兌, ☱) 소녀(少女)	건(乾, ☰) 부(父)	손(巽, ☴) 장녀(長女)
이(離, ☲) 중녀(中女)		감(坎, ☵) 중남(中男)
진(震, ☳) 장남(長男)	곤(坤, ☷) 모(母)	간(艮, ☶) 소남(少男)

〈선천팔괘(先天八卦) 가족도〉

손(巽, ☴) 장녀(長女)	이(離, ☲) 중녀(中女)	곤(坤, ☷) 모(母)
진(震, ☳) 장남(長男)		태(兌, ☱) 소녀(少女)
간(艮, ☶) 소남(少男)	감(坎, ☵) 중남(中男)	건(乾, ☰) 부(父)

〈후천팔괘(後天八卦) 가족도〉

건괘(乾卦)는 선천(先天)에서 아버지로 삼남(三男)인 진(震), 감(坎), 간(艮)을 생(生)하고, 곤괘(坤卦)는 선천(先天)에서 어머니로 삼녀(三女)인 손(巽), 이(離), 태(兌)를 출산하였으므로 거처와 임무를 자식들에게 넘기게 됩니다.

그런데 소녀(少女)와 소남(少男)은 어리고 무력하여 능력이 부족하므로 부모의 거처와 임무를 넘길 수 없고, 장녀(長女)와 장남(長男)은 머지않아 늙어서 노녀(老女)와 노남(老男)이 될 것이므로 역시 거처와 임무를 넘길 수 없게 됩니다. 그러나 중녀(中女)와 중남(中男)은 어리지도 않고 늙지도 않아서 전도가 유망하므로 부모의 거처와 임무를 이양할 수 있습니다.

중녀(中女)인 이괘(離卦 ; ☲)는 이양(二陽)이 있으므로 노부(老父)가 자기의 자리인 건괘(乾卦)의 자리를 물려주고, 중남(中男)인 감괘(坎卦 ; ☵)는 이음(二陰)이 있으므로 노모(老母)가 자기의 자리인 곤괘(坤卦)의 자리를 물려주게 됩니다.

일반적으로 보면 건부(乾父)는 중남(中男)에게 거처와 임무를 물려주고 곤모(坤母)는 중녀(中女)에게 거처와 임무를 물려주는 것이 타당할 것 같습니다. 그러나 건부(乾父)의 자리인 정남(正南)은 극열(極熱)의 자리이므로 중남(中男)에게 물려주면 순양(純陽)이 되어 변화를 생(生)할 수 없기 때문에 부적합합니다. 따라서 건부(乾父)가 중녀(中女)인 이(離)에게 자리를 물려주어 음양(陰陽)의 조화를 생(生)할 수 있게 하였습니다.

그리고 곤모(坤母)의 자리인 정북(正北)은 극한(極寒)의 자리이므로 중녀(中女)에게 주면 순음(純陰)이 되어 변화를 생(生)할 수 없기 때문에 부적합합니다. 따라서 곤모(坤母)가 중남(中男)인 감(坎)에게 자리를 물려주어 음양(陰陽)의 조화를 생(生)할 수 있게 하였습니다.

중녀(中女)와 중남(中男)이 남북에서 맡은 바 임무를 수행하고, 노부(老父)와 노모(老母)는 조화를 생(生)할 수 없어서 무능하므로 당연히 보호를 받아야 합니다. 그런데 노부(老父)는 중남(中男)의 보호를 받아야 할 권리가 있으므로 중남(中男)인 감(坎)의 우측으로 이동하고, 노모(老母)는 중녀의 보호를 받아야 할 권리가 있으므로 중녀(中女)인 이(離)의 우측으로 이동하였습니다.

소남(少男)인 간(艮)은 아직 어려서 자립할 능력이 없으므로 능력이 왕성한 중남(中男)인 감(坎)의 좌측으로 이동하여 보호를 받습니다.

소녀(少女)인 태(兌)는 자기 자리를 장녀(長女)인 손(巽)에게 물려주고, 자기는 중남(中男)인 감(坎)이 거처하던 곳으로 옮겨갑니다. 태(兌)는 좌우의 노부(老父)와 노모(老母)에게 의지하고 노부(老父)와 노모(老母)의 옆자리에 있는 중남(中男)인 감(坎)과 중녀(中女)인 이(離)의 보호를 받게 됩니다.

장녀(長女)는 중녀(中女)의 보호를 받기 위해 이동한 노모(老母)에게 자리를 양보하고 노모(老母)를 위해 힘쓰는 중녀(中女)를 옆에서 돕기 위해 중녀(中女)의 좌측으로 이동하였습니다.

장남(長男)은 자기의 자리를 소남(少男)에게 양보하고, 소남(少男)의 옆에서 소남(少男)을 보호하고 있습니다.

3. 후천팔괘(後天八卦)의 차서(次序 ; 배열)

> 선천팔괘(先天八卦)와 후천팔괘(後天八卦)의 변화에서 나타나는 오행(五行)의 배열을 어떻게 이해하면 좋겠습니까?

선천(先天)인 하도(河圖)는 상생(相生)과 조화(調和)를 상징하고, 후천(後天)인 낙서(洛書)는 상극(相克)과 조절(調節)을 상징하여 선천(先天)과 후천(後天)은 체(體)와 용(用)의 관계로 볼 수 있습니다.

따라서 선천(先天)에서 후천(後天)으로 변화한 이치를 알기 위해서는 선천팔괘(先天八卦)의 방위와 후천팔괘(後天八卦)의 방위를 비교하고, 각 방위의 한열(寒熱) 성질로 8괘(卦)의 성질을 연구할 필요가 있습니다.

태(兌) (☱)	건(乾) (☰)	**손(巽) (☴)**
이(離) (☲)		감(坎) (☵)
진(震) (☳)	곤(坤) (☷)	간(艮) (☶)

〈선천팔괘구궁배속도〉

손(巽) (☴)	이(離) (☲)	**곤(坤) (☷)**
진(震) (☳)		태(兌) (☱)
간(艮) (☶)	감(坎) (☵)	건(乾) (☰)

〈후천팔괘구궁배속도〉

선천팔괘(先天八卦)에서는 변화의 축에 진괘(震卦)와 손괘(巽卦)가 위치하는데 풍목(風木)이 주축이 되어 변화를 주도함을 표시하고, 후천팔괘(後天八卦)에서는 변화의 축에 간괘(艮卦)와 곤괘(坤卦)가 위치하여 습토(濕土)가 생육의 근본이 됨을 표시하고 있습니다.

손(巽) ☴	이(離) ☲	곤(坤) ☷
진(震) ☳		태(兌) ☱
간(艮) ☶	감(坎) ☵	건(乾) ☰

〈후천팔괘구궁도〉

음목 (陰木)	화 (火)	음토 (陰土)
양목 (陽木)		음금 (陰金)
양토 (陽土)	수 (水)	양금 (陽金)

〈후천팔괘음양도〉

8괘(卦)를 오행(五行)으로 보면 목(木)·토(土)·금(金)은 음양(陰陽)이 있고, 수(水)·화(火)는 음양(陰陽)이 없습니다.

선천(先天)에서 천일생수(天一生水)한 물이 땅으로 내려와 후천(後天)에서는 땅에 수(水)가 자리 잡았고, 선천(先天)에서 지이생화(地二生火)한 불이 하늘로 올라가 후천(後天)에서는 하늘에 화(火)가 자리 잡았습니다.

하늘은 본래 차가운데 따뜻한 기운이 올라가 쌓여 있으므로 이화(離火)가 상부에 위치하고, 땅은 본래 뜨거운데 찬 기운이 내려와 열기가 땅속으로 피하여 있으므로 감수(坎水)가 하부에 위치하게 됩니다.

후천팔괘(後天八卦)에서 진목(震木)과 손목(巽木)은 감수(坎水)와 이화(離火)의 중간에 위치하고, 수(水)가 화(火)로 상승하는 과정에 있으므로 목(木)은 상승하는 기운을 갖고 있습니다.

태금(兌金)과 건금(乾金)은 이화(離火)와 감수(坎水)의 중간에 위치하고, 화(火)가 수(水)로 하강하는 과정에 있으므로 금(金)은 하강하는 기운을 갖고 있습니다.

후천팔괘(後天八卦)는 춘하추동(春夏秋冬)의 오행(五行) 변화에 맞게 배열되었는데 팔괘오행(八卦五行)에서 수화(水火)만 음양(陰陽)이 없습니다. 그 이유는 수화(水火)는 만물이 생(生)·장(長)·화(化)·수(收)·장(藏)하는 근본이므로 작용만 있고, 수화(水火) 자신이 서로 음양(陰陽)의 성질을 갖고 있기 때문입니다.

인신(人身)은 수화(水火)로 인하여 태어나고, 수화(水火)의 기운으로 성장하고, 수화(水火)의 불균형으로 병들고, 수화(水火)를 조절하여 치료하고, 수화(水火)의 기운이 끝나면 죽게 됩니다.

8괘(卦)의 오행(五行) 배열은 간토(艮土)와 곤토(坤土)의 옆에서 수화(水火)가 대칭(對稱)하여 작용하면 진목(震木)과 손목(巽木)의 양기(陽氣)가 상승하고, 태금(兌金)과 건금(乾金)의 음기(陰氣)가 하강하는 운동을 계속 이어가게 한 것으로 이해할 수 있습니다.

4. 후천팔괘(後天八卦)의 방위(方位)와 장부(臟腑)의 오행 속성(五行屬性)

> 후천팔괘(後天八卦)의 배열(配列)을 방위(方位)와 연계하여 이해할 수 있습니까?

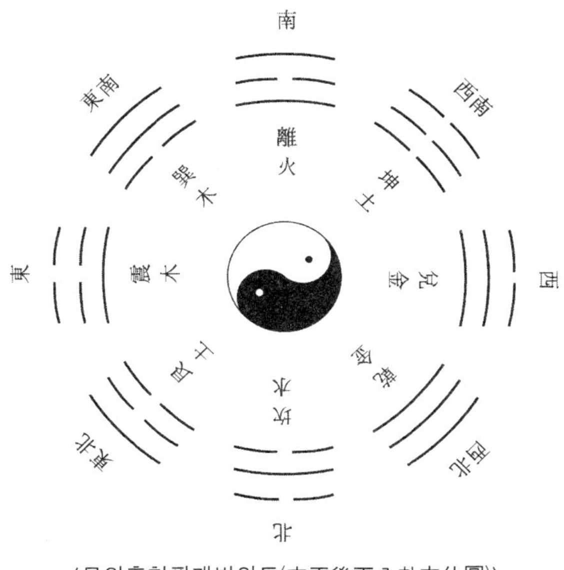

〈문왕후천팔괘방위도(文王後天八卦方位圖)〉

【진괘(震卦 ; ☳). 양목(陽木). 동(東)】

진괘(震卦)는 양목(陽木)으로 봄에 속하고, 하효(下爻)에 일양(一陽)과 중효(中爻)와 상효(上爻)에 이음(二陰)이 있습니다. 이는 아래에서 온기가 상승하는 모양(☳)이므로 진괘(震卦)를 동방에 배열하여 만물을 생성하는 기운을 상징하게 된 것입니다.

【진목(震木)과 담(膽)】

진목(震木)은 양목(陽木)으로 장부 배속은 담(膽)에 속하고, 담(膽)은 진목(震木)의 상승하는 온기(溫氣)와 진뢰(震雷)의 기운을 받아 소양상화(少陽相火)의 기운을 생(生)합니다. 그리고 담(膽)은 상화(相火)의 기운으로 결단(決斷)을 주관하고 진목(震木)의 온기(溫氣)를 중초(中焦)에 공급하여 비위(脾胃)의 활동을 도와주게 됩니다.

【손괘(巽卦 ; ☴). 음목(陰木). 동남(東南)】

손괘(巽卦)는 음목(陰木)으로 늦봄에 속하고, 하효(下爻)에 일음(一陰)만 남아 있고 중효(中爻)와 상효(上爻)에 이양(二陽)이 있습니다. 이는 양기(陽氣)가 상승하여 열기(熱氣)가 발생하는 모양(☴)입니다. 그러므로 손괘(巽卦)는 동남방에 배열되는데 만물을 생육하는 양기(陽氣)가 절정에 이르므로 열기(熱氣)로 풍(風)을 생[熱生風]하여 생장(生長)을 갈무리하게 됩니다.

【손목(巽木)과 간(肝)】

손목(巽木)은 늦봄과 초여름에 속한 순양무음(純陽無陰)의 기운으로 만물의 생육을 갈무리하는 기운을 갖고 있습니다.

간(肝)은 손목(巽木)에 배속하고 손목(巽木)은 봄의 풍기(風氣 ; 24番風)를 주관하므로 간(肝)은 손풍(巽風)의 영향으로 산혈(散血)하는 기운을 가지게 됩니다.

또한 손괘(巽卦)는 선천팔괘(先天八卦)에서 서남방에 위치하여 하강하는 음기(陰氣)를 내포하고 있으므로 간(肝)은 장혈(藏血)하는 기운도 가지게 됩니다.

그러므로 간(肝)은 산혈(散血)하는 작용으로 사지(四肢)에 혈(血)을 공급하고 이로 인하여 사람이 활동하는 힘을 생성하게 하고, 장혈(藏血)하는 작용으로 사지(四肢)에서 혈(血)을 거두고 정(靜)하게 하여 수면(睡眠)을 이루게 합니다.

【이괘(離卦 ; ☲). 화(火). 남(南)】

이괘(離卦)는 화(火)로 여름에 속하고, 상효(上爻), 하효(下爻)에 이양(二陽)과 중효(中爻)에 일음(一陰)이 있는데, 이는 양기(陽氣)가 성(盛)하고 가운데 음기(陰氣)가 있는 모양(☲)입니다. 그러므로 이괘(離卦)는 남방에 배열되어 화(火)가 왕성하고 만물을 무성히 자라게 하는 기운을 갖게 됩니다.

이러한 이치로 성인(聖人)들이 이괘(離卦)의 덕(德)을 따르고 항상 밝은 남쪽을 향하여 앉아 남방의 화기(火氣)를 받았고, 밝은 마음으로 만민(萬民)에게 덕을 베풀었습니다. 또한 일반인도 이괘(離卦)의 덕(德)을 받기 위하여 남향으로 집을 지었습니다.

【이화(離火)와 심(心)・소장(小腸)】

이괘(離卦)는 여름에 속하며 왕성한 열기(熱氣)로 만물을 무성히 자라게 하는 기운을 갖고 있습니다. 그러므로 이화

(離火)에 속하는 심(心)은 군화(君火)의 기운으로 혈맥(血脈)에 열기(熱氣)를 공급하며 혈(血)은 전신(全身)을 양육(養育)하고 몸을 덥게 합니다. 소장(小腸)은 열기(熱氣)를 이용하여 음식물에서 영양을 섭취하고 혈(血)을 생산하여 심군(心君)을 보필합니다.

【곤괘(坤卦 ; ☷). 음토(陰土). 서남(西南)】

곤괘(坤卦)는 음토(陰土)로 장마철(長夏)에 속하고, 상중하효(上中下爻)에 삼음(三陰)이 있는데, 이는 여름의 열기(熱氣)가 성(盛)하고 장하(長夏)에 비가 많이 와서 땅에 습기(濕氣)가 많은 모양(☷)입니다. 그러므로 곤괘(坤卦)를 서남방에 배열하였고 곤괘(坤卦)는 봄과 여름을 거쳐 성장한 만물을 양육(養育)하는 기운을 갖게 됩니다.

【곤토(坤土)와 비(脾)】

곤괘(坤卦)는 여름의 열기(熱氣)와 장하(長夏)의 습기(濕氣)를 이용하여 만물을 양육(養育)하는 기운을 갖고 있습니다. 그러므로 곤토(坤土)에 속하는 비(脾)는 기육(肌肉)에 진액(津液)을 공급하여 인신(人身)을 양육(養育)시키고 다른 장부(臟腑)의 기운이 되는 진액(津液)과 열기(熱氣)를 제공하게 됩니다.

【태괘(兌卦 ; ☱). 음금(陰金). 서(西)】

태괘(兌卦)는 음금(陰金)으로 가을에 속하고, 상효(上爻)에 일음(一陰)과 하효(下爻)에 이양(二陽)이 있는데, 이는 음기(陰氣)가 하강하여 양기(涼氣)가 생(生)하는 모양(☱)입니다. 그러므로 태괘(兌卦)는 가을에 속하며 곡식이 결실을 맺어 거둬

들이는 기운을 갖게 됩니다.

【태금(兌金)과 폐(肺)】

태괘(兌卦)는 가을에 속하며 천기(天氣)가 하강하는 기운으로 곡식의 단단한 외피(外皮)를 만들어 무극(無極)인 핵(核)을 보호하는 의미를 갖고 있습니다. 그러므로 태괘(兌卦)에 속하는 폐(肺)는 천기(天氣)를 받아 위기(衛氣)로서 사기(邪氣)의 침입을 방어하고, 인신(人身)을 보호하는 피모(皮毛)를 주관하게 됩니다.

【건괘(乾卦 ; ☰). 양금(陽金). 서북(西北)】

건괘(乾卦)는 양금(陽金)으로 서북방의 늦가을과 초겨울에 속하고, 상중하(上中下)의 세 효(爻)가 모두 양효(陽爻)이지만 이는 상중하(上中下)가 모두 막혀 있는 모양(☰)이기도 합니다. 늦가을과 초겨울은 금성(金性)의 양기(凉氣)가 극성하여 지표가 응축되어 막혀있는 시기입니다. 그러므로 건괘(乾卦)는 서북방에 배열되고 수확기를 거친 만물을 저장하는 기운을 갖게 됩니다.

【건금(乾金)과 대장(大腸)】

건괘(乾卦)는 서북방의 건조한 기운을 이용하여 수확기를 거친 만물을 저장하는 기운을 갖고 있습니다. 그러므로 건괘(乾卦)에 속하는 대장(大腸)은 소장(小腸)에서 넘어온 소화물(消化物)에서 건괘(乾卦)의 건조한 기운으로 수기(水氣)를 흡수하여 진액(津液)을 만들고, 폐(肺)를 통하여 피부(皮膚)를 윤택(潤澤)하게 합니다.

【감괘(坎卦 ; ☵). 수(水). 북(北)】

감괘(坎卦)는 수(水)로 겨울에 속하고 상효(上爻), 하효(下爻)에 이음(二陰)과 중효(中爻)에 일양(一陽)이 있는데, 이는 음기(陰氣)가 성(盛)하고 가운데 양기(陽氣)가 있는 모양(☵)입니다. 그러므로 감괘(坎卦)는 북방에 배열되고 만물이 휴식하고 안으로 귀장(歸藏)하는 기운을 갖게 됩니다.

【감수(坎水)와 신(腎)·방광(膀胱)】

감괘(坎卦)는 8괘(卦)에서 제일 아래에 위치하고 겨울의 한기(寒氣)와 수기(水氣)를 주관하고 만물을 안으로 귀장(歸藏)시키는 기운을 갖고 있습니다. 그러므로 감괘(坎卦)에 속하는 신(腎)은 오장(五臟)의 제일 아래에서 수기(水氣)를 받아들이고, 감괘(坎卦)의 중효(中爻)가 양(陽, ━)으로 막혀있으므로 수기(水氣)가 일정량이 되면 방광(膀胱)으로 넘치게 됩니다. 방광(膀胱)도 신(腎)과 같이 감괘(坎卦)에 속하여 일정량의 수기(水氣)가 모이면 폐(肺)의 기운을 이용하여 배출하게 됩니다.

【간괘(艮卦 ; ☶). 양토(陽土). 동북(東北)】

간괘(艮卦)는 양토(陽土)로 늦겨울에 속하고 상효(上爻)에 일양(一陽)과 하효(下爻)에 이음(二陰)이 있습니다. 늦겨울과 초봄에는 음기(陰氣)가 성(盛)하지만 땅속에서 온기(溫氣)가 발생하는 것과 같이, 간괘(艮卦)는 아래에서 양기(陽氣)가 동(動)하는 모양(☶)을 나타냅니다. 그러므로 간괘(艮卦)는 동북방에 배열되고 만물에 새로운 생명의 싹을 돋게 하는 양기(陽氣)를 갖게 됩니다.

【간토(艮土)와 위(胃)】

간괘(艮卦)는 동북방에서 새로운 생명의 싹을 돋게 하는 기운을 갖고 있습니다. 그러므로 간괘(艮卦)에 속하는 위(胃)는 음식물을 받아들인 후 중초(中焦)의 화(火)를 이용하여 인신(人身)을 동(動)하게 하는 새로운 양기(陽氣)인 위기(衛氣), 영기(營氣), 종기(宗氣)를 만들게 됩니다.

5. 후천팔괘(後天八卦)의 대대(對待)와 장부(臟腑)

후천팔괘(後天八卦)의 배열에서 대대(對待)하고 있는 괘(卦)와 장부(臟腑)와는 어떤 관계가 있습니까?

후천팔괘(後天八卦)에서 마주보는 상하, 좌우, 간방의 괘(卦)가 상대적인 기운을 갖고 있는 것은 서로 보완하면서 조화를 이루기 위한 것으로 볼 수 있습니다.

손목 (巽木)	이화 (離火)	곤토 (坤土)
진목 (震木)		태금 (兌金)
간토 (艮土)	감수 (坎水)	건금 (乾金)

〈후천팔괘와 오행구궁도〉

감괘(坎卦)와 이괘(離卦)는 대립 관계를 지니고 있는데 수기(水氣)가 상승하여 화기(火氣)를 조절하고, 화기(火氣)가 하강하여 수기(水氣)를 조절하는 수승화강(水升火降)의 작용을 하고 있습니다.

대립 관계인 진괘(震卦)와 태괘(兌卦), 손괘(巽卦)와 건괘(乾卦)는 목기(木氣)가 상승하면서 동(動)하는 작용과 금기(金氣)가 하강하면서 정(靜)하는 작용을 하는 가운데 서로 변화를 조절하고 동서(東西)의 기운을 상통시키고 있습니다.

또 다른 대립 관계인 간괘(艮卦)와 곤괘(坤卦)는 동류(同類)의 토(土)로서 만물이 토(土)에서 생(生)·장(長)·화(化)·수(收)·장(藏)하면서 오행(五行)의 변화를 통한 안정과 조화를 이룰 수 있는 터전이 됩니다. 간토(艮土)는 동(動)하는 목기(木氣)를 도와주고, 곤토(坤土)는 정(靜)하는 금기(金氣)를 도와주는데 이는 토(土)가 오행(五行)의 모태가 됨을 나타냅니다.

손(巽, ☴) 음목(陰木)	이(離, ☲) 화(火)	곤(坤, ☷) 음토(陰土)
진(震, ☳) 양목(陽木)		태(兌, ☱) 음금(陰金)
간(艮, ☶) 양토(陽土)	감(坎, ☵) 수(水)	건(乾, ☰) 양금(陽金)

〈후천팔괘와 오행구궁도〉

간 (肝)	심, 소장 (心, 小腸)	비 (脾)
담 (膽)		폐 (肺)
위 (胃)	신, 방광 (腎, 膀胱)	대장 (大腸)

〈장부구궁배속도〉

8괘(卦)를 장부에 배속하면 수(水)는 음양(陰陽)이 없으므로 감괘(坎卦)는 신(腎)・방광(膀胱)에 배속되고, 화(火)도 음양(陰陽)이 없으므로 이괘(離卦)는 심(心)・소장(小腸)에 배속됩니다. 진괘(震卦)는 양목(陽木)으로 담(膽)에 배속되고, 태괘(兌卦)는 음금(陰金)으로 폐(肺)에 배속됩니다. 또한 곤괘(坤卦)는 음토(陰土)로 비(脾)에 배속되고, 간괘(艮卦)는 양토(陽土)로 위(胃)에 배속됩니다. 그리고 손괘(巽卦)는 음목(陰木)으로 간(肝)에 배속되고, 건괘(乾卦)는 양금(陽金)으로 대장(大腸)에 배속됩니다.

6. 감수(坎水)・이화(離火)의 대대(對待)와 심(心)・소장(小腸)과 신(腎)・방광(膀胱)의 수승화강(水升火降)

후천팔괘(後天八卦)에서 감수(坎水)와 이화(離火)의 대대(對待)와 심(心)・소장(小腸), 신(腎)・방광(膀胱)과는 어떤 관계가 있습니까?

손(巽, ☴) 음목(陰木)	이(離, ☲) 화(火)	곤(坤, ☷) 음토(陰土)
진(震, ☳) 양목(陽木)		태(兌, ☱) 음금(陰金)
간(艮, ☶) 양토(陽土)	감(坎, ☵) 수(水)	건(乾, ☰) 양금(陽金)

〈후천팔괘와 오행구궁도〉

간 (肝)	심, 소장 (心, 小腸)	비 (脾)
담 (膽)		폐 (肺)
위 (胃)	신, 방광 (腎, 膀胱)	대장 (大腸)

〈장부구궁배속도〉

【감수(坎水)와 이화(離火)의 역리(易理)】

8괘(卦)에서 수화(水火)는 음양(陰陽)의 구별이 없고, 수(水)인 감괘(坎卦)는 북방에 위치하고 화(火)인 이괘(離卦)는 남방에 위치하여 변화와 조화를 일으키는 근원이 됩니다. 그리고 수기(水氣)는 상승하고 화기(火氣)는 하강하는 수승화강(水升火降)의 작용으로 만물이 생(生)·장(長)·화(化)·수(收)·장(藏)하는 원동력이 되고 있습니다.

수(水)인 감괘(坎卦 ; ☵)는 북방에 위치하여 동지(冬至)의 한기(寒氣)와 수기(水氣)를 주관하고, 중효(中爻)에 화(火, ⚊)를 갖고 있기 때문에 거울처럼 만물을 비출 수 있습니다. 동지(冬至)에 일양(一陽)이 생겨 하지(夏至)때까지 상승하는데 중효(中爻)의 양기(陽氣)와 함께 감괘(坎卦)의 수기(水氣)가 동반하여 올라가므로 수승(水升)하는 이치가 있습니다.

화(火)인 이괘(離卦 ; ☲)는 남방에 위치하여 하지(夏至)의 열기(熱氣)와 화기(火氣)를 주관하고, 중효(中爻)에 수(水, ⚋)를 갖고 있기 때문에 불빛의 중심에 흑점(黑點 ; 水)이 나타납니다. 하지(夏至)에 일음(一陰)이 생겨서 동지(冬至)때까지 하강하는데 중효(中爻)의 음기(陰氣)와 함께 이괘(離卦)의 화기(火氣)가 동반하여 내려가므로 화강(火降)하는 이치가 있습니다.

그러므로 감괘(坎卦)와 이괘(離卦)가 대립하여 동(動)하면 수승화강(水升火降)의 현상이 나타나고 수승화강(水升·火降)의 작용으로 만물이 생육(生育)을 하게 됩니다.

【심신(心腎)의 수승화강(水升·火降)】

아래(북방)에 있는 감괘(坎卦)는 한기(寒氣)와 수기(水氣)를 주관하므로 신(腎)·방광(膀胱)에 배속되고, 위(남방)에 있는 이괘(離卦)는 열기(熱氣)와 화기(火氣)를 주관하므로 심(心)·소장(小腸)에 배속됩니다.

감괘(坎卦)와 이괘(離卦)가 상하(上下)에서 수기(水氣)와 화기(火氣)의 상통을 이루고 있는 것과 같이 신(腎)의 수기(水氣)와 심(心)의 화기(火氣)가 상통하여 수승화강(水升火降)이 이루어지고, 방광(膀胱)의 수기(水氣)와 소장(小腸)의 화기(火氣)가 상통하여 수승화강(水升火降)이 이루어지게 됩니다.

그러므로 신(腎)과 심(心)의 기운이 조화되어 침범하지 않고 상통하면 신(腎)과 심(心)은 건강하고, 신(腎)과 심(心)의 허실(虛實)로 균형이 깨어지면 심열(心熱)이나 신한(腎寒)의 병이 생기게 됩니다.

따라서 신(腎)과 심(心)은 소음군화(少陰君火)로 일가(一家)를 이루고, 방광(膀胱)과 소장(小腸)도 태양한수(太陽寒水)로 일가(一家)를 이루어 상하(上下)에 있는 신(腎)과 심(心)의 기운이 상통(相通)하게 됩니다.

7. 진목(震木)·태금(兌金)의 대대(對待)와 담(膽)·폐(肺)

후천팔괘(後天八卦)에서 진목(震木)과 태금(兌金)의 대대(對待)와 담(膽)·폐(肺)는 어떤 관계가 있습니까?

손(巽, ☴) 음목(陰木)	이(離, ☲) 화(火)	곤(坤, ☷) 음토(陰土)
진(震, ☳) 양목(陽木)		태(兌, ☱) 음금(陰金)
간(艮, ☶) 양토(陽土)	감(坎, ☵) 수(水)	건(乾, ☰) 양금(陽金)

〈후천팔괘와 오행구궁도〉

간 (肝)	심, 소장 (心, 小腸)	비 (脾)
담 (膽)		폐 (肺)
위 (胃)	신, 방광 (腎, 膀胱)	대장 (大腸)

〈장부구궁배속도〉

【진목(震木)과 태금(兌金)의 역리(易理)】

목(木)은 아래에 있는 감수(坎水)의 기운이 상승하여 이화(離火)로 가는 과정에 나타나는 기운입니다. 감수(坎水)는 간토(艮土)의 힘을 얻어 양목(陽木)인 진목(震木)과 음목(陰木)인 손목(巽木)을 생성하고 상승하여 이화(離火)로 성장합니다.

금(金)은 위에 있는 이화(離火)의 기운이 하강하여 감수(坎水)로 가는 과정에 나타나는 기운입니다. 이화(離火)는 곤토(坤土)의 힘을 얻어 음금(陰金)인 태금(兌金)과 양금(陽金)인 건금(乾金)을 생성하고 하강하여 감수(坎水)로 성장합니다.

그리고 진괘(震卦)는 동방에 위치하여 춘분(春分)의 온기(溫氣)를 주관하므로 춘분(春分)에 파종을 하고, 태괘(兌卦)는 서방에 위치하여 추분(秋分)의 조기(燥氣)인 양기(凉氣)를 주관하므로 추분(秋分)에 수확을 합니다.

진괘(震卦)의 온기(溫氣)와 태괘(兌卦)의 조기(燥氣)가 균형을 잃어서 온기(溫氣)가 왕성하고 조기(燥氣)가 약하면 성장은 잘 되지만 결실이 어렵고, 조기(燥氣)가 왕성하고 온기(溫

氣)가 약하면 성장이 어렵게 됩니다.

그러므로 진괘(震卦)의 온기(溫氣)와 태괘(兌卦)의 조기(燥氣)가 화합하면 성장과 결실이 조화를 이루게 되는데, 이는 기후 변화에 따라 동서(東西)의 기운이 균형(均衡)을 이룰 때입니다. 그러나 동서(東西)의 기운이 상투(相鬪)할 때에는 성장과 결실이 조화를 이루지 못하게 됩니다.

【담(膽)과 폐(肺)의 작용(作用)】

동방인 좌측에 있는 진괘(震卦)는 온기(溫氣)와 목기(木氣)를 주관하고 양목(陽木)이므로 담(膽)에 배속되고, 서방인 우측에 있는 태괘(兌卦)는 조기(燥氣)와 금기(金氣)를 주관하고 음금(陰金)이므로 폐(肺)에 배속됩니다.

그러므로 동방에 있는 진괘(震卦)의 풍기(風氣 ; 木氣, 溫氣)가 서방에 있는 폐(肺)로 들어가서 폐기(肺氣)를 동(動)하게 하고, 서방에 있는 태괘(兌卦)의 조기(燥氣 ; 金氣, 凉氣)가 동방에 있는 담(膽)으로 들어가서 담(膽)이 주관하는 금정(金精 ; 담즙)의 기운을 만들게 합니다.

진괘(震卦)와 태괘(兌卦)가 좌우에 대칭하여 있고, 목기(木氣)와 금기(金氣)가 상통하고 있으므로 담(膽)과 폐(肺)의 기운이 서로 조화되어 침범하지 않으면 담(膽)과 폐(肺)는 건강하게 됩니다. 그러나 담(膽)과 폐(肺)의 기운이 너무 성(盛)하거나 쇠(衰)하면 대립의 균형이 깨어져 담화(膽火)나 폐조(肺燥)의 병이 생기게 됩니다.

8. 곤토(坤土) · 간토(艮土)의 대대(對待)와 비(脾) · 위(胃)의 작용(作用)

후천팔괘(後天八卦)에서 곤토(坤土)와 간토(艮土)의 대대(對待)와 비(脾) · 위(胃)와는 어떤 관계가 있습니까?

【곤괘(坤卦)와 간괘(艮卦)의 역리(易理)】

평지인 음토(陰土)는 곤괘(坤卦 ; ☷)에 속하고, 큰 산인 양토(陽土)는 간괘(艮卦 ; ☶)에 속하는데 모두 토(土)이므로 수화(水火)의 기운을 내포하고 있습니다. 토(土)가 만물을 수용하고 수승화강(水升火降)의 작용으로 만물을 생(生) · 장(長) · 화(化) · 수(收) · 장(藏)시키면서 변화를 주도하고 있으므로 곤토(坤土)와 간토(艮土)는 서로 싸우지 않는 것이 원칙입니다.

그렇지만 지각 변동에 따라 곤토(坤土)와 간토(艮土)가 상쟁(相爭)하면 지진(地震) · 해일(海溢) 등의 큰 이변이 발생하기도 합니다.

손(巽, ☴) 음목(陰木)	이(離, ☲) 화(火)	곤(坤, ☷) 음토(陰土)
진(震, ☳) 양목(陽木)		태(兌, ☱) 음금(陰金)
간(艮, ☶) 양토(陽土)	감(坎, ☵) 수(水)	건(乾, ☰) 양금(陽金)

〈후천팔괘와 오행구궁도〉

간 (肝)	심, 소장 (心, 小腸)	비 (脾)
담 (膽)		폐 (肺)
위 (胃)	신, 방광 (腎, 膀胱)	대장 (大腸)

〈장부구궁배속도〉

【비위(脾胃)의 작용(作用)】

곤괘(坤卦)는 서남방에 위치하여 습열(濕熱)한 토기(土氣)를 주관하므로 비(脾)에 배속되고, 간괘(艮卦)는 동북방에 위치하여 온습(溫濕)한 토기(土氣)를 주관하므로 위(胃)에 배속됩니다.

비(脾)에 속하는 곤괘(坤卦)는 음토(陰土)로 서남방에서 하강하는 음기(陰氣)를 받으므로 비(脾)는 습(濕)을 주관하고, 위(胃)에 속하는 간괘(艮卦)는 양토(陽土)로 동북방의 상승하는 양기(陽氣)를 받으므로 위(胃)는 열(熱)을 주관합니다.

간괘(艮卦)와 곤괘(坤卦)는 후천팔괘(後天八卦)의 중심축(동북과 서남 간방 ; 丑未, 寅申)인 축미(丑未) 자리에서 대칭(對稱)하면서 오행(五行)의 변화를 주도하고 있습니다.

따라서 비(脾)와 위(胃)의 기운이 서로 조화되어 침범하지 않고 상통하고 있으면 비(脾)와 위(胃)는 건강하고, 비(脾)와 위(胃)가 왕성하거나 쇠약하면 대립의 균형이 깨져서 위(胃)의 조열(燥熱)이나 비(脾)의 한습(寒濕)으로 발병이 됩니다.

지각 변동에 따라 곤토(坤土)와 간토(艮土)가 상쟁(相爭)하면 지진(地震)・해일(海溢) 등의 큰 이변이 발생합니다. 그 이유는 곤괘(坤卦)의 천간납갑(天干納甲)은 을목(乙木)과 계수(癸水)가 되고, 간괘(艮卦)의 천간납갑(天干納甲)은 병화(丙火)가 되어 곤(坤)과 간(艮)이 대립(對立)하면 을목(乙木)과 병화(丙火)가 서로 싸우고 계수(癸水)와 병화(丙火)가 서로 싸우기 때문입니다.

을목(乙木)이 풍(風)을 생(生)하여 병화(丙火)와 상합하면 풍열(風熱)이 극성(極盛)하고, 계수(癸水)와 병화(丙火)가 상합하면 수화(水火)가 격돌(激突)합니다. 음양(陰陽)의 기(氣)가 서로 다르면 병합하여 부식하는 변화가 생기고, 서로 뭉치면 풍열(風

熱)과 수화(水火)의 싸움이 가중되는데 곤괘(坤卦)와 간괘(艮卦)는 변화를 주도하는 인신(寅申)의 자리에 있으므로 이변(異變)이 생깁니다.

팔괘(八卦)	천간납갑(天干納甲)	지지납갑(地支納甲)
건금(乾金)	내괘-갑(甲) 외괘-임(壬)	자인진오신술(子寅辰午申戌)
곤토(坤土)	내괘-을(乙) 외괘-계(癸)	미사묘축해유(未巳卯丑亥酉)
감수(坎水)	무(戊)	인진오신술자(寅辰午申戌子)
이화(離火)	기(己)	묘축해유미사(卯丑亥酉未巳)
진목(震木)	경(庚)	자인진오신술(子寅辰午申戌)
손목(巽木)	신(辛)	축해유미사묘(丑亥酉未巳卯)
태금(兌金)	정(丁)	사묘축해유미(巳卯丑亥酉未)
간토(艮土)	병(丙)	진오신술자인(辰午申戌子寅)

〈8괘(卦)의 납갑(納甲)〉

9. 건금(乾金) · 손목(巽木)의 대대(對待)와 대장(大腸) · 간(肝)의 작용(作用)

후천팔괘(後天八卦)에서 건금(乾金)과 손목(巽木)의 대대(對待)와 대장(大腸) · 간(肝)과는 어떤 관계가 있습니까?

손(巽, ☴) 음목(陰木)	이(離, ☲) 화(火)	곤(坤, ☷) 음토(陰土)
진(震, ☳) 양목(陽木)		태(兌, ☱) 음금(陰金)
간(艮, ☶) 양토(陽土)	감(坎, ☵) 수(水)	건(乾, ☰) 양금(陽金)

〈후천팔괘와 오행구궁도〉

간 (肝)	심, 소장 (心, 小腸)	비 (脾)
담 (膽)		폐 (肺)
위 (胃)	신, 방광 (腎, 膀胱)	대장 (大腸)

〈장부구궁배속도〉

【건괘(乾卦)와 손괘(巽卦)의 역리(易理)】

양금(陽金)인 건괘(乾卦)는 서북방에서 금생수(金生水)의 원리로 북방 감수(坎水)의 기운을 생성하는 작용을 하고, 음목(陰木)인 손괘(巽卦)는 동남방에서 목생화(木生火)의 원리로 남방 이화(離火)의 기운을 생성하는 작용을 하고 있습니다.

건괘(乾卦)는 입동(立冬)의 건조한 기운을 주관하므로 만물의 결실을 맺는 작용을 내포하고 있고, 손괘(巽卦)는 입하(立夏)의 온열(溫熱)한 기운을 주관하므로 만물의 성장을 촉진하는 작용을 내포하고 있습니다.

건괘(乾卦)의 양기(涼氣)와 손괘(巽卦)의 온열(溫熱)한 기운이 균형을 잃어서 온열(溫熱)한 기운이 왕성하고 양기(涼氣)가 약하면 성장은 잘되지만 결실이 어렵고, 양기(涼氣)가 왕성하고 온열(溫熱)한 기운이 약하면 성장이 어렵게 됩니다.

그러므로 건괘(乾卦)의 양기(涼氣)와 손괘(巽卦)의 온열(溫熱)한 기운이 화합하면 성장과 결실이 조화를 이루게 되는데, 기후 변화에 따라 양기(涼氣)와 온열(溫熱)한 기운이 상투

(相鬪)할 때와 균형(均衡)을 이룰 때가 있습니다.

건괘(乾卦)는 순음무양(純陰無陽 ; 亥月, 서북방)의 위치에 있어서 숙살(肅殺)의 기운이 강하고, 손괘(巽卦)는 순양무음(純陽無陰 ; 巳月, 동남방)의 위치에 있어서 만물의 성장을 주도하게 됩니다.

【대장(大腸)과 간(肝)의 작용(作用)】

건괘(乾卦)는 서북방에 위치하여 조랭(燥冷)한 금기(金氣)를 주관하므로 대장(大腸)에 배속되고, 손괘(巽卦)는 동남방에 위치하여 온열(溫熱)한 목기(木氣)를 주관하므로 간(肝)에 배속됩니다.

건괘(乾卦)는 양금(陽金)의 기운으로 수기(水氣)를 마르게 하므로 대장(大腸)의 기(氣)를 왕성하게 하여 수분(水分)을 마르게 하고, 손괘(巽卦)는 목생화(木生火)하는 기운으로 열기(熱氣)를 많게 하므로 간(肝)의 기(氣)를 왕성하게 하여 산혈(散血)하고 장혈(藏血)하는 기운을 가지게 됩니다.

건괘(乾卦)의 조기(燥氣)와 손괘(巽卦)의 열기(熱氣)가 상통하고 있으므로 금기(金氣)와 목기(木氣)의 기운이 상통하게 되고 대장(大腸)의 기운과 간(肝)의 기운도 상통하게 됩니다.

따라서 대장(大腸)과 간(肝)의 기운이 서로 조화되어 침범하지 않고 상통하고 있으면 대장(大腸)과 간(肝)은 건강하고, 대장(大腸)과 간(肝)이 왕성하거나 쇠약하면 대립의 균형이 깨어져 조(燥)와 풍(風)의 병이 생기게 됩니다.

第7節 오행(五行)의 12양생법(養生法 ; 胞胎法)

1. 12양생법(養生法)과 삼합오행(三合五行)

오행(五行)의 12양생법(養生法)과 삼합오행(三合五行)을 어떻게 이해하면 되겠습니까?

12양생법(養生法)은 오행(五行)이 생(生)하여 사멸(死滅)할 때까지의 과정을 12단계로 나누어 설명한 것입니다.

사람이 부모(父母)의 정(精)을 받아 잉태(孕胎)되어 출생하고, 성장하여 활동하면서 생활하다가 병(病)이 들고 노쇠(老衰)하여 죽어서 장례(葬禮)로 일생을 마감하는 과정을 12단계로 설명하는 것이 12양생법(養生法)입니다.

12단계 중에서 양생(養生)의 단계가 중요하다고 보아 양생십이법(養生十二法)이라고 하고, 12단계 중에서 포(胞)의 단계가 중요하다고 보아 12포태법(胞胎法)이라고도 합니다.

오행(五行)이 천지(天地)의 기운으로 생겨나서 상생(相生)하여 조화를 이루고 상극(相克)하여 조절을 이루는 것도 포태법(胞胎法)에 근거하고 있습니다. 오행(五行)의 일생을 12단계로 나누어 설명한 것을 일반적으로 오행(五行)의 12포태법(胞

胎法)이라 하며 오행(五行)의 생(生)·장(長)·화(化)·수(收)·장(藏)을 나타내게 됩니다.

일반적으로 포태법(胞胎法)에서는 양(陽)의 오행(五行)은 양포태법(陽胞胎法), 음(陰)의 오행(五行)은 음포태법(陰胞胎法)으로 오행(五行)의 생멸(生滅)을 설명하는데 의역(醫易)에서는 양포태법(陽胞胎法)을 기준으로 모든 것을 설명합니다. 여기서는 오행(五行)을 대표하는 양(陽)의 오행(五行)을 양포태법(陽胞胎法)으로 설명을 하고, 음포태법(陰胞胎法)은 천간(天干)의 포태법(胞胎法)에서 언급하겠습니다.

오행(五行)은 온(溫)·열(熱)·양(凉)·한(寒)의 기후 변화로 나타나는 춘(春)·하(夏)·추(秋)·동(冬) 사시(四時)의 변화에 따라 생멸(生滅)을 하고 있습니다. 그러므로 오행(五行)의 생멸(生滅)을 1년 12개월에 배분하면 오행(五行)의 기운이 포(胞)하여 생(生)하는 과정, 생육(生育)하여 왕성(旺盛)하는 과정, 쇠(衰)하여 장(葬)하는 과정의 3단계로 나눌 수 있습니다.

오행(五行)이 생멸(生滅)하는 12단계 중에서 오행(五行)의 기운이 생성되는 4번째 단계의 생(生)과, 오행(五行)이 생육하여 기운이 왕성하게 되는 8번째 단계의 왕(旺)과, 오행(五行)의 기운이 소멸되는 12번째 단계인 장(葬)이 변화의 중심이 됩니다.

그러므로 오행(五行)의 기운이 잉태되는 첫 번째 단계부터 생(生)이 되는 네 번째 단계까지를 발생기라 할 수 있고, 다섯 번째 단계부터 왕(旺)이 되는 여덟 번째 단계까지를 성장기, 아홉 번째 단계부터 장(葬)이 되는 마지막 단계까지를 쇠퇴기라 할 수 있습니다.

여기서 오행의 기운이 생성되는 생(生)과 생육의 기운이 왕성한 왕(旺)과 기운이 소멸되는 장(葬)의 단계를 연결하면 삼합오행(三合五行)이 생깁니다. 삼합오행에서 해묘미(亥卯未)가 목(木), 인오술(寅午戌)이 화(火), 사유축(巳酉丑)이 금(金), 신자진(申子辰)이 수(水)를 형성하고, 토(土)는 수(水)와 양생(養生)이 같습니다.

	양생법	금(金)	목(木)	수(水)	화(火)
발생기	포(胞)	인(寅)	신(申)	사(巳)	해(亥)
	태(胎)	묘(卯)	유(酉)	오(午)	자(子)
	양(養)	진(辰)	술(戌)	미(未)	축(丑)
	생(生)	사(巳)	해(亥)	신(申)	인(寅)
성장기	욕(浴)	오(午)	자(子)	유(酉)	묘(卯)
	대(帶)	미(未)	축(丑)	술(戌)	진(辰)
	관(冠)	신(申)	인(寅)	해(亥)	사(巳)
	왕(旺)	유(酉)	묘(卯)	자(子)	오(午)
쇠퇴기	쇠(衰)	술(戌)	진(辰)	축(丑)	미(未)
	병(病)	해(亥)	사(巳)	인(寅)	신(申)
	사(死)	자(子)	오(午)	묘(卯)	유(酉)
	장(葬)	축(丑)	미(未)	진(辰)	술(戌)

〈오행포태(五行胞胎)〉

【포(胞, 1단계), 발생기】

사람이 생(生)하려면 먼저 포합(胞合)이 있어야 하는 것과 같이 생(生)의 정기(精氣)를 받는 것을 상징하여 '포(胞)'의 단계라 합니다.

【태(胎, 2단계), 발생기】

모체(母體)에서 수정되어 잉태(孕胎)되는 과정을 상징하여

'태(胎)'의 단계라 합니다.

【양(養, 3단계), 발생기】

수태(受胎)후에 모체(母體)에서 성장되는 시기를 상징하여 '양(養)'의 단계라 합니다.

【생(生, 4단계), 발생기】

형체(形體)를 완성한 후에 출생(出生)되는 것을 상징하여 '생(生)'의 단계라 합니다.

【욕(浴, 5단계), 성장기】

발생기를 거쳐 출생하면 목욕(沐浴)을 시키고 양육(養育)을 시켜야되므로 '욕(沐)'이라 합니다. 욕(浴)의 의미는 출생과 동시에 성장을 시작하는 출발이 되므로 성장과정에서의 많은 변화를 상징합니다.

【대(帶, 6단계), 성장기】

출생한 후 성장하면 소년기에 띠(帶)를 두르므로 대(帶)라 하며, 이 시기는 많이 성장하는 것을 상징하여 '대(帶)'의 단계라 합니다.

【관(冠, 7단계), 성장기】

성장을 하면 성인식 때 머리에 관(冠)을 쓰므로 관(冠)이라 하며, 이 시기는 세력이 극도로 왕성해지는 것을 상징하여 '관(冠)'의 단계라 합니다.

【왕(旺, 8단계), 성장기】

극도로 성장하면 왕성(旺盛)하던 세력이 어느 정도 쇠퇴하는데 이 시기는 세력이 왕성(旺盛)한 것과 앞으로 쇠퇴하는 시기가 오는 것을 상징하여 '왕(旺)'의 단계라 합니다.

【쇠(衰, 9단계), 쇠퇴기】

왕성(旺盛)한 시기가 지나면 당연히 쇠약(衰弱)한 시기로 접어들게 되며, 기운이 쇠퇴(衰退)하여 지는 것을 상징하여 '쇠(衰)'의 단계라 합니다.

【병(病, 10단계), 쇠퇴기】

쇠퇴기가 지나면 세력이 극도로 약화되어 병(病)이 들게 되며, 이 시기는 병(病)이 들어 쇠약한 것을 상징하여 '병(病)'의 단계라 합니다.

【사(死, 11단계), 쇠퇴기】

병들어 회복되지 못하면 죽게되며 이 시기는 태어나서 기력이 왕성(旺盛)한 시기가 지나고 쇠퇴하여 병이 들고 죽음으로 되돌아가는 것을 상징하여 '사(死)'의 단계라 합니다.

【장(葬, 12단계), 쇠퇴기】

생명이 다하여 죽으면 육신(肉身)을 장묘(葬墓)함으로써 그 일생이 끝나는데 이 시기는 다시 태어나는 것을 암시하고 있습니다. 장묘(葬墓) 후에 다시 생(生)하는 자연의 순환은 무궁한 것으로 정신은 윤회(輪廻)하여 다시 태어나고, 육체는 토(土)·수(水)·화(火)·금(金)·목(木)으로 다시 생(生)하게 됩니다.

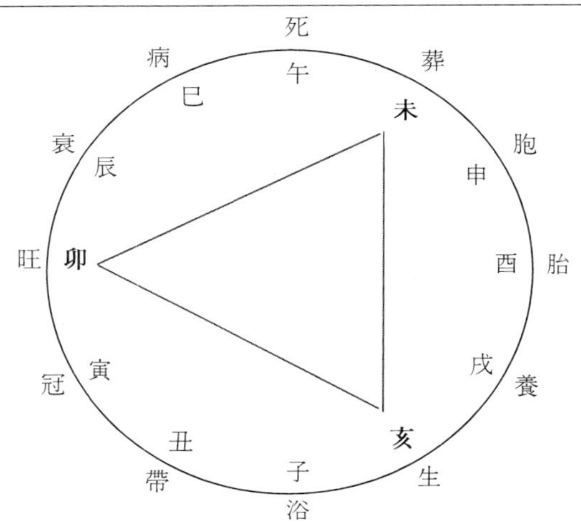

해묘미(亥卯未) 목(木)의 양생법

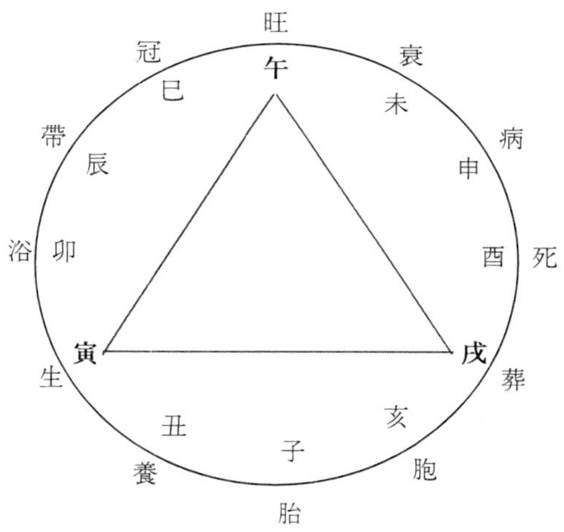

인오술(寅午戌) 화(火)의 양생법

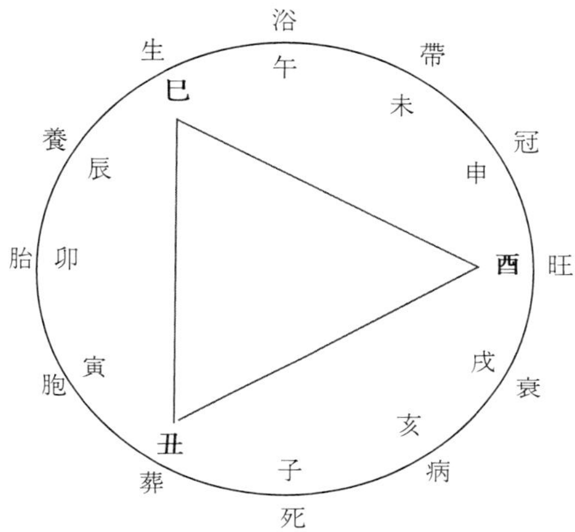

사유축(巳酉丑) 금(金)의 양생법

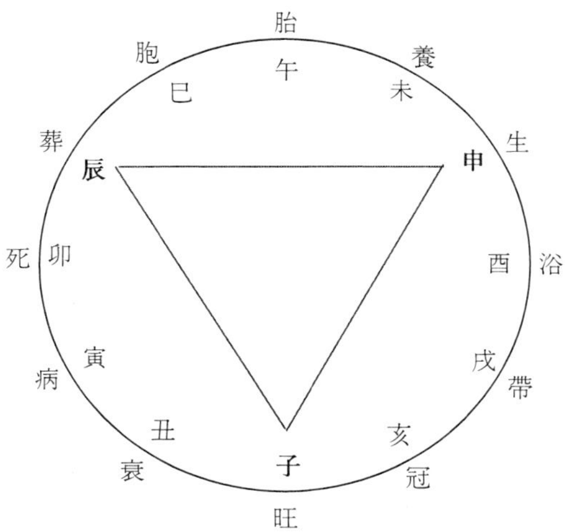

신자진(申子辰) 수(水)의 양생법

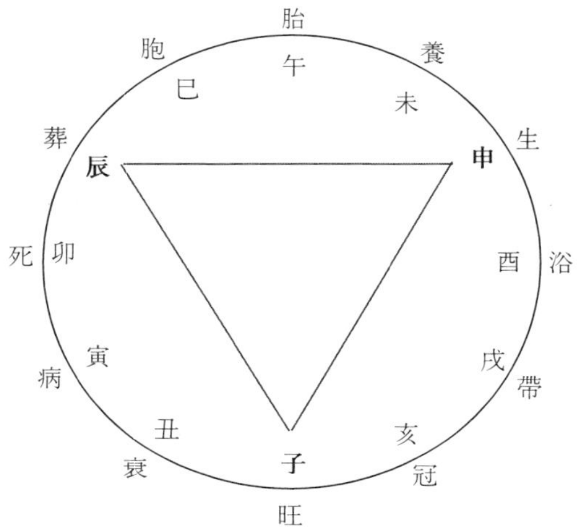

토(土)의 양생법

2. 수(水)와 토(土)의 양생(養生)

양생법(養生法)에서 수(水)와 토(土)의 포태(胞胎)가 동일한 것을 어떻게 이해하면 됩니까?

12양생법(養生法)을 12포태법(胞胎法)이라 하는데 오행에서 수(水)와 토(土)의 포태(胞胎)를 동일하게 보아 수토동포(水土同胞)라고 합니다. 토(土 ; 땅)는 속으로 수(水 ; 물)를 내장(內藏)하고 밖으로는 물을 저장하고 있기 때문에 토(土)가 물을 제어하고 수(水)가 없는 토(土)는 사토(死土)가 되므로 포태(胞

胎)도 수(水)와 같이 하여 토(土)가 만물을 생하게 하는 덕(德)을 가집니다.

토(土)의 양생법은 수(水)의 양생과 같아 사(巳)에서 포(胞), 오(午)에서 태(胎), 미(未)에서 양(養), 신(申)에서 생(生), 유(酉)에서 욕(浴), 술(戌)에서 대(帶), 해(亥)에서 관(冠), 자(子)에서 왕(旺), 축(丑)에서 쇠(衰), 인(寅)에서 병(病), 묘(卯)에서 사(死), 진(辰)에서 장(葬)하여 일생을 마칩니다.

따라서 삼합오행에서 신자진(申子辰)이 수기(水氣)를 형성하고 토기(土氣)도 형성하여 수토(水土)의 포(胞)가 동일하기 때문에 수토동포(水土同胞)가 됩니다.

3. 목(木)의 발생기(發生期)

> 목(木)의 기운이 발생하는 단계를 12양생법(養生法)에서 어떻게 이해하면 됩니까?

오행(五行)의 포태법(胞胎法)에서 목(木)의 기운을 예로 들어 보겠습니다. 목(木)의 기운을 도와주는 수(水) 및 목(木)의 기운을 억제하는 금(金)을 중심으로 목(木)의 포태법(胞胎法)을 설명하면 나머지 오행(五行)도 이와 같이 설명이 가능합니다.

토(土)의 포태(胞胎)는 1단계에서 6단계까지는 수토동포(水土同胞)하고 7단계에서 12단계까지는 화토동포(火土同胞)로 합니다. 그 이유는 1단계에서 6단계까지는 생(生)의 단계로 수기(水氣)가 성장하므로 수토동포(水土同胞)를 사용하고 7단계에서 12단계까지는 멸(滅)의 단계로 화기(火氣)가 꺼져가므로 화토동포(火土同胞)를 사용합니다.

【목(木)의 포(胞, 1단계), 신월(申月), 발생기】

오행(五行)	목(木)	화(火)	토(土)	금(金)	수(水)
포태(胞胎)	포(胞)	병(病)	생(生)	관(冠)	생(生)
목(木)의 기운은 양기(陽氣)이고 감괘(坎卦)의 천간납갑(天干納甲)이 양토(陽土)인 무토(戊土)이므로 목(木)의 포태법(胞胎法)에서는 수토(水土)와 동포함. 후천팔괘(後天八卦)에서 감수(坎水)는 직접 진목(震木)을 생(生)하지 못하고 간토(艮土)를 거침.					

〈신월(申月)의 오행포태(五行胞胎)〉

목(木)의 기운이 포(胞)하는 시기는 신(申)에서 이루어지고 이 시기는 목(木)의 모(母)인 수(水)의 기운이 생(生)하는 시기가 되어 모(母)가 자(子)인 목(木)의 잉태를 도와주는 시기가 됩니다.

그리고 신월(申月)은 목(木)을 극(克)하는 금(金)이 관(冠)을 이루는 시기입니다. 이 때는 금(金)이 목(木)을 극(克)하므로 목(木)은 모(母)인 수(水)의 기운을 얻어야만 비로소 포(胞)를 이루게 됩니다.

【목(木)의 태(胎, 2단계), 유월(酉月), 발생기】

오행(五行)	목(木)	화(火)	토(土)	금(金)	수(水)
포태(胞胎)	태(胎)	사(死)	욕(浴)	왕(旺)	욕(浴)
토(土)는 수토동포(水土同胞 ; 巳에서 胞), 후천팔괘(後天八卦)에서 감수(坎水)는 직접 진목(震木)을 생(生)하지 못하고 간토(艮土)를 거침					

〈유월(酉月)의 오행포태(五行胞胎)〉

목(木)의 기운이 태(胎)하는 시기는 유(酉)에서 이루어지고 이 시기는 목(木)의 모(母)인 수(水)의 기운이 욕(浴)하는 시기가 되어 모(母)가 자(子)인 목(木)의 잉태를 신월(申月)에서보다 더욱 왕성하게 도와주는 시기가 됩니다.

그리고 유월(酉月)은 목(木)을 극(克)하는 금(金)이 왕(旺)을 이루는 시기입니다. 이 때는 금(金)이 목(木)을 극(克)하는 기운이 신월(申月)보다 강하고 목(木)과 수(水)도 신월(申月)보다 강한 기운을 얻어서 태(胎)를 이루게 됩니다.

【목(木)의 양(養, 3단계), 술월(戌月), 발생기】

오행(五行)	목(木)	화(火)	토(土)	금(金)	수(水)
포태(胞胎)	양(養)	장(葬)	대(帶)	쇠(衰)	대(帶)
토(土)는 수토동포(水土同胞 ; 巳에서 胞), 후천팔괘(後天八卦)에서 감수(坎水)는 직접 진목(震木)을 생(生)하지 못하고 간토(艮土)를 거침					

〈술월(戌月)의 오행포태(五行胞胎)〉

목(木)의 기운이 양(養)하는 시기는 술(戌)에서 이루어지고 이 시기는 목(木)의 모(母)인 수(水)의 기운이 대(帶)하는 시기가 되어 모(母)가 자(子)인 목(木)이 잉태되어 자라는 기운을 도와주는 시기가 됩니다.

그리고 술월(戌月)은 목(木)을 극(克)하는 금(金)이 쇠(衰)를 이루는 시기입니다. 이 때는 금(金)이 목(木)을 극(克)하는 기운이 유월(酉月)보다 약하고 목(木)과 수(水)는 유월(酉月)보다 더 강한 기운을 얻어서 양(養)을 이루게 됩니다.

【목(木)의 생(生, 4단계), 해월(亥月), 출생기】

오행(五行)	목(木)	화(火)	토(土)	금(金)	수(水)
포태(胞胎)	생(生)	포(胞)	관(冠)	병(病)	관(冠)
토(土)는 수토동포(水土同胞 ; 巳에서 胞), 후천팔괘(後天八卦)에서 감수(坎水)는 직접 진목(震木)을 생(生)하지 못하고 간토(艮土)를 거침					

〈해월(亥月)의 오행포태(五行胞胎)〉

목(木)의 기운이 생(生)하는 시기는 해(亥)에서 이루어지고 이 시기는 목(木)의 모(母)인 수(水)의 기운이 관(冠)하는 시기가 되어 모(母)가 자(子)인 목(木)의 생(生)하는 기운을 도와주는 시기가 됩니다.

그리고 해월(亥月)은 목(木)을 극(克)하는 금(金)이 병(病)을 이루는 시기입니다. 이 때는 금(金)이 목(木)을 극(克)하는 기운이 꺾이어 술월(戌月)보다 약하고 목(木)은 왕성한 수(水)의 기운을 받아 생(生)을 이루게 됩니다.

4. 목(木)의 성장기(成長期)

목(木)의 기운이 성장하는 단계를 12양생법(養生法)에서 어떻게 이해하면 됩니까?

【목(木)의 욕(浴, 5단계), 자월(子月), 성장기】

오행(五行)	목(木)	화(火)	토(土)	금(金)	수(水)
포태(胞胎)	욕(浴)	태(胎)	왕(旺)	사(死)	왕(旺)
토(土)는 수토동포(水土同胞 ; 巳에서 胞), 후천팔괘(後天八卦)에서 감수(坎水)는 직접 진목(震木)을 생(生)하지 못하고 간토(艮土)를 거침					

〈자월(子月)의 오행포태(五行胞胎)〉

목(木)의 기운이 욕(浴)하는 시기는 자(子)에서 이루어지고 이 시기는 목(木)의 모(母)인 수(水)의 기운이 왕(旺)하는 시기가 되어 모(母)가 자(子)인 목(木)의 욕(浴, 성장)하는 기운을 도와주는 시기가 됩니다.

그리고 자월(子月)은 목(木)을 극(克)하는 금(金)이 사(死)를 이루는 시기입니다. 이 때는 금(金)이 목(木)을 극(克)하는 기운이 없고 목(木)은 가장 왕성한 수(水)의 기운을 받아 욕(浴, 성장)을 이루게 됩니다.

【목(木)의 대(帶, 6단계), 축월(丑月), 성장기】

오행(五行)	목(木)	화(火)	토(土)	금(金)	수(水)
포태(胞胎)	대(帶)	양(養)	쇠(衰)	장(葬)	쇠(衰)
토(土)는 수토동포(水土同胞 ; 巳에서 胞), 후천팔괘(後天八卦)에서 감수(坎水)는 직접 진목(震木)을 생(生)하지 못하고 간토(艮土)를 거침					

〈축월(丑月)의 오행포태(五行胞胎)〉

목(木)의 기운이 대(帶)하는 시기는 축(丑)에서 이루어지고 이 시기는 목(木)의 모(母)인 수(水)의 기운과 토(土)의 기운이 쇠(衰)하는 시기가 되어 자(子)인 목(木)의 기운을 돕는 힘은 약해지지만 목(木)은 스스로 성장하는 시기가 됩니다.

그리고 축월(丑月)은 목(木)을 극(克)하는 금(金)이 장(葬)을 이루는 시기입니다. 이 때는 금(金)이 목(木)을 극(克)하는 기운이 전혀 없고 목(木)은 스스로 성장하여 대(帶)를 이루게 됩니다.

【목(木)의 관(冠, 7단계), 인월(寅月), 성장기】

오행(五行)	목(木)	화(火)	토(土)	금(金)	수(水)
포태(胞胎)	관(冠)	생(生)	생(生)	포(胞)	병(病)
금(金)의 기운은 음기(陰氣)이고 이괘(離卦)의 천간납갑(天干納甲)이 음토(陰土)인 기토(己土)이므로 금(金)의 포태법(胞胎法)에서는 화토(火土)와 동포함 후천팔괘(後天八卦)에서 이화(離火)는 직접 태금(兌金)을 생(生)하지 못하고 곤토(坤土)를 거침					

〈인월(寅月)의 오행포태(五行胞胎)〉

목(木)의 기운이 관(冠)하는 시기는 인(寅)에서 이루어지고 이 시기는 목(木)의 모(母)인 수(水)의 기운이 병(病)하는 시기가 되어 자(子)인 목(木)의 기운을 돕는 힘은 없어지는 반면 목(木)의 기운은 더욱 성장하는 시기가 됩니다.

그리고 인월(寅月)은 목(木)을 극(克)하는 금(金)이 포(胞)를 이루는 시기입니다. 이 때는 신월(申月)에서 목(木)의 기운이 포(胞)하는 것과 같이 금(金)의 기운도 금(金)의 모(母)인 토(土)의 생(生)하는 기운을 받아 포(胞)를 이루게 됩니다.

【목(木)의 왕(旺, 8단계), 묘월(卯月), 성장기】

오행(五行)	목(木)	화(火)	토(土)	금(金)	수(水)
포태(胞胎)	왕(旺)	욕(浴)	욕(浴)	태(胎)	사(死)
토(土)는 화토동포(火土同胞 ; 亥에서 胞), 후천팔괘(後天八卦)에서 이화(離火)는 직접 태금(兌金)을 생(生)하지 못하고 곤토(坤土)를 거침					

〈묘월(卯月)의 오행포태(五行胞胎)〉

목(木)의 기운이 왕(旺)하는 시기는 묘(卯)에서 이루어지고 이 시기는 목(木)의 모(母)인 수(水)의 기운이 사(死)하는 시기가 되어 자(子)인 목(木)의 기운을 돕는 힘은 전혀 없어지고 목(木)의 기운은 가장 왕성한 시기가 됩니다.

그리고 묘월(卯月)은 목(木)을 극(克)하는 금(金)이 태(胎)를 이루는 시기입니다. 이 때는 유월(酉月)에서 목(木)의 기운이 태(胎)하는 것과 같이 금(金)의 기운도 금(金)의 모(母)인 토(土)의 욕(浴, 성장)하는 기운을 받아 태(胎)를 이루게 됩니다.

5. 목(木)의 쇠퇴기(衰退期)

목(木)의 기운이 쇠퇴되는 단계를 12양생법(養生法)에서 어떻게 이해하면 됩니까?

【목(木)의 쇠(衰, 9단계), 진월(辰月), 쇠퇴기】

오행(五行)	목(木)	화(火)	토(土)	금(金)	수(水)
포태(胞胎)	쇠(衰)	대(帶)	대(帶)	양(養)	장(葬)
토(土)는 화토동포(火土同胞 ; 亥에서 胞), 후천팔괘(後天八卦)에서 이화(離火)는 직접 태금(兌金)을 생(生)하지 못하고 곤토(坤土)를 거침					

〈진월(辰月)의 오행포태(五行胞胎)〉

목(木)의 기운이 쇠(衰)하는 시기는 진(辰)에서 이루어지고 이 시기는 목(木)의 모(母)인 수(水)의 기운이 장(葬)하는 시기가 되어 수기(水氣)는 사라지고 목(木)의 기운도 쇠(衰)하기 시작하는 시기가 됩니다.

그리고 진월(辰月)은 목(木)을 극(克)하는 금(金)이 양(養)을 이루는 시기입니다. 이 때는 술월(戌月)에서 목(木)의 기운이 양(養)하는 것과 같이 금(金)의 기운도 금(金)의 모(母)인 토(土)의 대(帶)하는 기운을 받아 양(養)을 이루게 됩니다.

【목(木)의 병(病, 10단계), 사월(巳月), 쇠퇴기】

오행(五行)	목(木)	화(火)	토(土)	금(金)	수(水)
포태(胞胎)	병(病)	관(冠)	관(冠)	생(生)	포(胞)
토(土)는 화토동포(火土同胞 ; 亥에서 胞), 후천팔괘(後天八卦)에서 이화(離火)는 직접 태금(兌金)을 생(生)하지 못하고 곤토(坤土)를 거침					

〈사월(巳月)의 오행포태(五行胞胎)〉

목(木)의 기운이 병(病)하는 시기는 사(巳)에서 이루어지고 이 시기는 목(木)의 모(母)인 수(水)의 기운이 다시 포(胞)하는 시기가 되고 목(木)의 기운도 병약(病弱)하여 세력을 잃어가기 시작하는 시기가 됩니다.

그리고 사월(巳月)은 목(木)을 극(克)하는 금(金)이 생(生)을 이루는 시기입니다. 이 때는 해월(亥月)에서 목(木)의 기운이 생(生)하는 것과 같이 금(金)의 기운도 금(金)의 모(母)인 토(土)의 관(冠)하는 기운을 받아 생(生)을 이루게 됩니다.

【목(木)의 사(死, 11단계), 오월(午月), 쇠퇴기】

오행(五行)	목(木)	화(火)	토(土)	금(金)	수(水)
포태(胞胎)	사(死)	왕(旺)	왕(旺)	욕(浴)	태(胎)
토(土)는 화토동포(火土同胞 ; 亥에서 胞), 후천팔괘(後天八卦)에서 이화(離火)는 직접 태금(兌金)을 생(生)하지 못하고 곤토(坤土)를 거침					

〈오월(午月)의 오행포태(五行胞胎)〉

목(木)의 기운이 사(死)하는 시기는 오(午)에서 이루어지고 이 시기는 목(木)의 모(母)인 수(水)의 기운이 다시 태(胎)하는 시기가 되고 목(木)의 기운도 사(死)하여 세력이 사라지는 시기가 됩니다.

그리고 오월(午月)은 목(木)을 극(克)하는 금(金)이 욕(浴)을 이루는 시기입니다. 이 때는 자월(子月)에서 목(木)의 기운이 욕(浴, 성장)하는 것과 같이 금(金)의 기운도 금(金)의 모(母)인 토(土)의 왕(旺)하는 기운을 받아 욕(浴, 성장)을 이루게 됩니다.

이 때 목(木)을 극(克)하는 금(金)은 계속 세력을 키워가는 시기(욕(浴), 성장)입니다. 12포태법(胞胎法)의 첫 번째 단계에서 열한 번째 단계까지를 보면 상극(相克) 관계인 목(木)과 금(金)은 항상 반대되는 기운을 가지면서 변화하고, 토(土)의 영향(水土同胞, 火土同胞)도 함께 받고 있는 것을 알 수 있었습니다. 그러므로 상극(相克)은 서로 견제하면서 능(能)히 조절하는 의미를 내포하고 있습니다.

【목(木)의 장(葬, 12단계), 미월(未月), 쇠퇴기】

오행(五行)	목(木)	화(火)	토(土)	금(金)	수(水)
포태(胞胎)	장(葬)	쇠(衰)	쇠(衰)	대(帶)	양(養)
토(土)는 화토동포(火土同胞 ; 亥에서 胞), 후천팔괘(後天八卦)에서 이화(離火)는 직접 태금(兌金)을 생(生)하지 못하고 곤토(坤土)를 거침					

〈미월(未月)의 오행포태(五行胞胎)〉

목(木)의 기운이 장(葬)하는 시기는 미(未)에서 이루어지고 이 시기는 목(木)의 모(母)인 수(水)의 기운이 다시 양(養)하는 시기가 되고 목(木)의 기운도 장(葬)하여 세력이 완전히 사라지고 여기에서 다시 목(木)의 기운이 포(胞)를 이루는 것을 예견하게 됩니다.

그리고 미월(未月)은 목(木)을 극(克)하는 금(金)이 대(帶)를 이루는 시기입니다. 이 때는 축월(丑月)에서 목(木)의 기운이 대(帶)하는 것과 같이 금(金)의 기운을 돕는 토(土)의 힘은 약해지지만 금(金)은 스스로 성장하는 시기가 됩니다.

지금까지 12포태법(胞胎法)을 통하여 장(葬)의 변화를 지나면 다시 자기의 기운이 모(母)의 힘과 토(土)의 힘을 얻어서 포(胞)를 이루게 됨을 알 수 있었습니다.

오행(五行)의 기운은 없어지지 않고 끊어진 곳(葬)에 다시 새로운 기운이 생겨나서 영원히 고리(環)와 같이 돌고 도는 것입니다. 이런 이치로 양극즉반음(陽極則反陰)하고 음극즉반양(陰極則反陽)하게 됩니다.

12포태법(胞胎法)으로 오행(五行)은 모(母)와 토(土)의 기운을 받아 발생하고, 생(生)하여 성장하고, 상생(相生)하면서 조화를 이룹니다.

따라서 포태법(胞胎法)에서 장(葬)은 장묘(葬墓)되어 없어지는 의미가 아니고, 새로운 오행(五行)의 기운이 움트기 시작하는 곳이므로 조화가 생(生)하며, 이를 절처봉생(絶處逢生)이라고도 표현합니다.

6. 봄의 오행(五行) 기운 변화

> 봄의 오행(五行) 기운 변화를 12양생법(養生法)에서 어떻게 이해하면 됩니까?

봄에 속하는 인월(寅月)·묘월(卯月)·진월(辰月)에서 인월(寅月)과 묘월(卯月)은 목(木)에 속하고, 목기(木氣)는 관왕(冠旺)을 이루어 왕성하여지며, 화기(火氣)는 생욕(生浴)이 되어 열기(熱氣)를 더해가는 시기입니다. 그리고 서늘한 기운인 금기(金氣)는 포태(胞胎)를 이루어 아직 세력이 미약하고, 찬 기운인 수기(水氣)는 병사(病死)가 되어 세력이 꺾이게 됩니다.

진월(辰月)은 목기(木氣)가 쇠(衰)하기 시작하며, 화기(火氣)는 대(帶)가 되어 열기(熱氣)를 더해가는 시기입니다. 그리고 금기(金氣)는 양(養)을 이루어 세력은 약하고, 수기(水氣)는 장(葬)이 되어 물러가게 됩니다.

봄의 마지막 달인 진월(辰月)은 봄의 기운인 목기(木氣)가 물러가고 여름의 기운인 화기(火氣)가 성장하는 토대를 마련하여 주므로 토(土)에서 오행(五行)의 변화가 일어나는 것을 나타내고 있습니다.

봄	목(木)	화(火)	금(金)	수(水)
인월(寅月)	관(冠)	생(生)	포(胞)	병(病)
묘월(卯月)	왕(旺)	욕(浴)	태(胎)	사(死)
진월(辰月)	쇠(衰)	대(帶)	양(養)	장(葬)
※ 토(土)는 화토(火土)와 동포(同胞)				

〈봄의 오행(五行) 변화(變化)〉

7. 여름의 오행(五行) 기운 변화

여름의 오행(五行) 기운의 변화를 12양생법(養生法)에서 어떻게 이해하면 됩니까?

여름에 속하는 사월(巳月)·오월(午月)·미월(未月)에서 사월(巳月)과 오월(午月)은 화(火)에 속하고, 화기(火氣)는 관왕(冠旺)을 이루어 왕성하여지며, 금기(金氣)는 생욕(生浴)이 되고, 수기(水氣)는 포태(胞胎)를 이루어 아직 세력이 미약하고, 목기(木氣)는 병사(病死)가 되어 세력이 꺾이게 됩니다.

미월(未月)은 화기(火氣)가 쇠(衰)하기 시작하며, 금기(金氣)는 대(帶)가 되어 량기(凉氣)가 생기기 시작하는 시기입니다. 그리고 수기(水氣)는 양(養)을 이루어 세력은 약하고, 목기(木氣)는 장(葬)이 되어 물러가게 됩니다.

여름의 마지막 달인 미월(未月)은 여름의 기운인 화기(火氣)가 물러가고 가을의 기운인 금기(金氣)가 성장하는 토대를 마련하여 주므로 토(土)에서 오행(五行)의 변화가 일어나는 것을 나타냅니다.

여름	목(木)	화(火)	금(金)	수(水)
사월(巳月)	병(病)	관(冠)	생(生)	포(胞)
오월(午月)	사(死)	왕(旺)	욕(浴)	태(胎)
미월(未月)	장(葬)	쇠(衰)	대(帶)	양(養)
※ 토(土)는 화토(火土)와 동포(同胞)				

〈여름의 오행(五行) 변화(變化)〉

8. 가을의 오행(五行) 기운 변화

가을의 오행(五行) 기운의 변화를 12양생법(養生法)에서 어떻게 이해하면 됩니까?

가을에 속하는 신월(申月)·유월(酉月)·술월(戌月)에서 신월(申月)과 유월(酉月)은 금(金)에 속하고, 금기(金氣)는 관왕(冠旺)을 이루어 왕성하여지며, 수기(水氣)는 생욕(生浴)이 되고, 목기(木氣)는 포태(胞胎)를 이루어 아직 세력이 미약하고, 화기(火氣)는 병사(病死)가 되어 세력이 꺾이게 됩니다.

술월(戌月)은 금기(金氣)가 쇠(衰)하기 시작하며, 수기(水氣)는 대(帶)가 되어 한기(寒氣)가 생기기 시작하는 시기입니다. 그리고 목기(木氣)는 양(養)을 이루어 세력은 약하고, 화기(火氣)는 장(葬)이 되어 물러가게 됩니다.

가을의 마지막 달인 술월(戌月)은 가을의 기운인 양기(凉氣)가 물러가고 겨울의 기운인 수기(水氣)가 성장하는 토대를 마련하여 주므로 토(土)에서 오행(五行)의 변화가 일어나는 것을 나타냅니다.

가을	목(木)	화(火)	금(金)	수(水)
신월(申月)	포(胞)	병(病)	관(冠)	생(生)
유월(酉月)	태(胎)	사(死)	왕(旺)	욕(浴)
술월(戌月)	양(養)	장(葬)	쇠(衰)	대(帶)
※ 토(土)는 수토(水土)와 동포(同胞)				

〈가을의 오행(五行) 변화(變化)〉

9. 겨울의 오행(五行) 기운 변화

> 겨울의 오행(五行) 기운의 변화를 12양생법(養生法)에서 어떻게 이해하면 됩니까?

겨울에 속하는 해월(亥月)・자월(子月)・축월(丑月)에서 해월(亥月)과 자월(子月)은 수(水)에 속하고, 수기(水氣)는 관왕(冠旺)을 이루어 왕성하여지며, 목기(木氣)는 생욕(生浴)이 되고, 화기(火氣)는 포태(胞胎)를 이루어 아직 세력이 미약하고, 금기(金氣)는 병사(病死)가 되어 세력이 꺾이게 됩니다.

축월(丑月)은 수기(水氣)가 쇠(衰)하기 시작하며, 목기(木氣)는 대(帶)가 되어 온기(溫氣)가 생기기 시작하는 시기입니다. 그리고 화기(火氣)는 양(養)을 이루어 세력은 약하고, 금기(金氣)는 장(葬)이 되어 물러가게 됩니다.

겨울의 마지막 달인 축월(丑月)은 겨울의 기운인 한기(寒氣)가 물러가고 봄의 기운인 목기(木氣)가 성장하는 토대를 마련하여 주므로 토(土)에서 오행(五行)의 변화가 일어나는 것을 나타냅니다.

겨울	목(木)	화(火)	금(金)	수(水)
해월(亥月)	생(生)	포(胞)	병(病)	관(冠)
자월(子月)	욕(浴)	태(胎)	사(死)	왕(旺)
축월(丑月)	대(帶)	양(養)	장(葬)	쇠(衰)
※ 토(土)는 수토(水土)와 동포(同胞)				

〈겨울의 오행(五行) 변화(變化)〉

10. 오행생극(五行生克)의 의미

오행생극(五行生克) 관계의 의미를 어떻게 이해하면 됩니까?

【목(木)의 오행(五行) 생극(生克)】

목생화(木生火)는 목(木) 안에 화(火)가 있으므로 목(木)이 화(火)를 생(生)할 수 있고, 목극토(木克土)는 목(木) 안에 토(土)가 있으므로 목(木)이 토(土)를 극(克)할 수 있습니다.

【화(火)의 오행(五行) 생극(生克)】

화생토(火生土)는 화(火) 안에 토(土)가 있으므로 화(火)가 토(土)를 생(生)할 수 있고, 화극금(火克金)은 화(火) 안에 금(金)이 있으므로 화(火)가 금(金)을 극(克)할 수 있습니다.

【토(土)의 오행(五行) 생극(生克)】

토생금(土生金)은 토(土) 안에 금(金)이 있으므로 토(土)가 금(金)을 생(生)할 수 있고, 토극수(土克水)는 토(土) 안에 수(水)가 있으므로 토(土)가 수(水)를 극(克)할 수 있습니다.

【금(金)의 오행(五行) 생극(生克)】

금생수(金生水)는 금(金) 안에 수(水)가 있으므로 금(金)이 수(水)를 생(生)할 수 있고, 금극목(金克木)은 금(金) 안에 목(木)이 있으므로 금(金)이 목(木)을 극(克)할 수 있습니다.

【수(水)의 오행(五行) 생극(生克)】

수생목(水生木)은 수(水) 안에 목(木)이 있으므로 수(水)가 목(木)을 생(生)할 수 있고, 수극화(水克火)는 수(水) 안에 화(火)가 있으므로 수(水)가 화(火)를 극(克)할 수 있습니다.

11. 천간(天干)의 포태법(胞胎法 ; 養生法)과 구궁수(九宮數)

천간(天干)의 포태법(胞胎法)과 구궁수(九宮數)의 관계를 어떻게 이해할 수 있습니까?

4	9	2
3	5	7
8	1	6

〈후천구궁수〉

신금 (辛金)	경금 (庚金)	정화 (丁火)
갑목 (甲木)	무토 (戊土)	병화 (丙火)
을목 (乙木)	임수 (壬水)	계수 (癸水)

〈천간오행구궁도〉

오행(五行)의 포태법(胞胎法)에는 양(陽)의 포태법(胞胎法)과 음(陰)의 포태법(胞胎法)이 있는데 위에서 설명한 오행(五行)의 포태법(胞胎法)은 양(陽)의 포태법(胞胎法)을 기준으로 설명을 하였습니다.

천도(天道)가 좌선(左旋)하므로 양간(陽干)은 순행(順行)으로, 지도(地道)가 우전(右轉)하므로 음간(陰干)은 역행(逆行)으로 12포태법(胞胎法)의 순서를 배정하였습니다.

낙서(洛書)에서 수목(水木)의 위치는 온기(溫氣)가 상승하는 기운이므로 왕(旺)에 자리하고, 서늘[凉]한 금(金)은 더운 남방에 위치하고, 열(熱)한 화(火)는 서늘[凉]한 서방에 위치하는데 목욕(沐浴)은 12포태법(胞胎法) 중에서 가장 변화가 많은 곳이므로 금화(金火)의 기운은 욕(浴)에서 자리하게 됩니다.

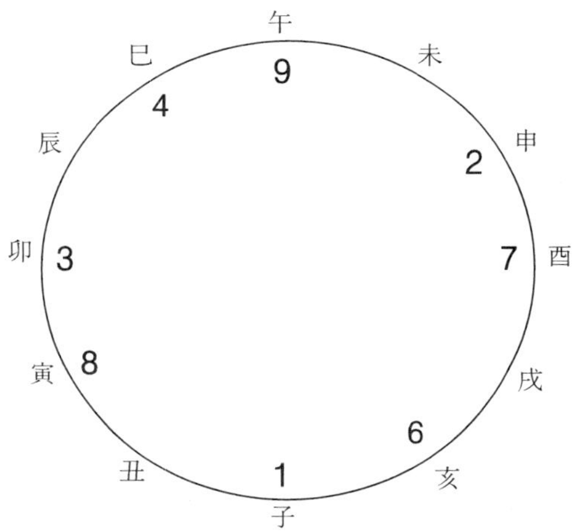

【1과 임수(壬水)】

1은 임수(壬水)에 속하고, 임수(壬水)가 양(陽)이므로 포태법(胞胎法)은 사(巳)에서 포(胞)하여 순행(順行)하면 신(申)에서 생(生)이 되며, 자(子)에서 왕(旺)이 되므로 1은 양(陽)의 수기(水氣)가 왕성(旺盛)한 자(子)의 위치에 있게 됩니다.

【6과 계수(癸水)】

6은 계수(癸水)에 속하고, 계수(癸水)가 음(陰)이므로 포태법(胞胎法)은 오(午)에서 포(胞)하여 역행(逆行)하면 묘(卯)에서 생(生)이 되며, 해(亥)에서 왕(旺)이 되므로 6은 음(陰)의 수기(水氣)가 왕성(旺盛)한 해(亥)의 위치에 있게 됩니다.

【3과 갑목(甲木)】

3은 갑목(甲木)에 속하고, 갑목(甲木)이 양(陽)이므로 포태법(胞胎法)은 신(申)에서 포(胞)하여 순행(順行)하면 해(亥)에서 생(生)이 되며, 묘(卯)에서 왕(旺)이 되므로 3은 양(陽)의 목기(木氣)가 왕성(旺盛)한 묘(卯)의 위치에 있게 됩니다.

【8과 을목(乙木)】

8은 을목(乙木)에 속하고, 을목(乙木)이 음(陰)이므로 포태법(胞胎法)은 유(酉)에서 포(胞)하여 역행(逆行)하면 오(午)에서 생(生)이 되며, 인(寅)에서 왕(旺)이 되므로 8은 음(陰)의 목기(木氣)가 왕성(旺盛)한 인(寅)의 위치에 있게 됩니다.

【9와 경금(庚金)】

9는 경금(庚金)에 속하고, 경금(庚金)이 양(陽)이므로 포태법(胞胎法)은 인(寅)에서 포(胞)하여 순행(順行)하면 오(午)에서 욕(浴)이 되어 변화를 이루게 됩니다. 그러므로 9는 양(陽)의 금기(金氣)가 자라서 성장(成長)하는 오(午)의 위치에 있게 됩니다.

【4와 신금(辛金)】

4는 신금(辛金)에 속하고, 신금(辛金)이 음(陰)이므로 포태법(胞胎法)은 묘(卯)에서 포(胞)하여 역행(逆行)하면 자(子)에서 생(生)이 되며, 해(亥)에서 목욕(沐浴)이 되나 해(亥)의 위치에는 이미 계수(癸水)인 6이 위치하고 있으므로 해(亥)와 마주 보고 있는 위치로 이동하여 사(巳)의 위치에 4가 있게 됩니다.

【7과 병화(丙火)】

7은 병화(丙火)에 속하고, 병화(丙火)가 양(陽)이므로 포태법(胞胎法)은 해(亥)에서 포(胞)하여 순행(順行)하면 인(寅)에서 생(生)이 되며, 묘(卯)에서 목욕(沐浴)이 되나 묘(卯)의 위치에는 이미 갑목(甲木)인 3이 위치하고 있으므로 묘(卯)와 마주 보고 있는 위치로 이동하여 유(酉)의 위치에 7이 있게 됩니다.

【2와 정화(丁火)】

2는 정화(丁火)에 속하고, 정화(丁火)가 음(陰)이므로 포태법(胞胎法)은 자(子)에서 포(胞)하여 역행(逆行)하면 유(酉)에서 생(生)이 되며, 신(申)에서 목욕(沐浴)이 되므로 신(申)의 위치에 2가 있게 됩니다.

【5와 무토(戊土)】

5는 무토(戊土)에 속하고, 무토(戊土)는 양토(陽土)로 군주(君主)가 되어 중앙의 정위(定位)에 위치합니다. 10은 기토(己土)에 속하고, 기토(己土)는 음토(陰土)로 신하(臣下)가 되어 군주(君主)를 섬기듯이 사방(四方)에 임(臨)하여 있지만 나타나지 않습니다.

【10이 없는 이유(理由)】

낙서(洛書)의 중앙에 10이 없는 것은 토(土)인 10이 진(辰)·술(戌)·축(丑)·미(未)에 나누어져 수화목금(水火木金)의 순환을 돕기 때문이고, 구궁수(九宮數)의 사정방(四正方)이나 사간방(四間方)의 숫자(數字)의 합이 모두 10이 되기 때문에 10은 나타나지 않습니다.

第8節 오행상생(五行相生)에서 팔괘(八卦)의 역리(易理)

1. 수생목(水生木)의 역리(易理)

감수(坎水), 진목(震木)과 간토(艮土)에서 수생목(水生木)의 상생(相生) 원리(原理)는 무엇입니까?

손(巽, ☴) 음목(陰木)	이(離, ☲) 화(火)	곤(坤, ☷) 음토(陰土)
진(震, ☳) 양목(陽木)		태(兌, ☱) 음금(陰金)
간(艮, ☶) 양토(陽土)	감(坎, ☵) 수(水)	건(乾, ☰) 양금(陽金)

〈후천팔괘와 오행구궁도〉

감괘(坎卦)는 북방의 수기(水氣)를 주관하여 목기(木氣)를 생(生)하는 부모가 됩니다. 그런데 수(水)→토(土)→목(木)의 순서로 감수(坎水)와 진목(震木) 사이에 간토(艮土)가 있는 것은 감수(坎水)가 진목(震木)을 생(生)하는데 간토(艮土)의 역할이 크다는 것을 나타내고 있습니다.

대수(大水 ; 많은 양의 물)가 목(木)을 생(生)하면 목(木)은 표류(漂流)하여 생(生)할 수 없으므로 간토(艮土 ; 산, 구릉)를 사이에 배치함으로써 목(木)이 대수(大水)에 떠내려가는 것을 막고 진목(震木)을 생(生)하게 하고 있습니다. 이것은 토(土)가 없으면 목(木)이 뿌리를 내릴 수 없으므로 간토(艮土)가 없으면 진목(震木)이 생(生)할 수 없다는 것을 표명하고 있습니다.

2. 목생화(木生火)의 역리(易理)

> 진목(震木), 손목(巽木)과 이화(離火)에서 목생화(木生火)의 상생(相生) 원리(原理)는 무엇입니까?

손(巽, ☴) 음목(陰木)	이(離, ☲) 화(火)	곤(坤, ☷) 음토(陰土)
진(震, ☳) 양목(陽木)		태(兌, ☱) 음금(陰金)
간(艮, ☶) 양토(陽土)	감(坎, ☵) 수(水)	건(乾, ☰) 양금(陽金)

〈후천팔괘와 오행구궁도〉

진괘(震卦)와 손괘(巽卦)는 동방과 동남방의 목기(木氣)를 주관하고 화기(火氣)를 생(生)하는 부모가 됩니다. 손목(巽木)

이 있는 동남방은 순양무음(純陽無陰)의 곳이므로 음목(陰木)에서 이화(離火)를 생(生)할 수 있습니다.

동방은 양기(陽氣)가 상승하여 왕성(旺盛)해지는 시기이므로 감수(坎水)에서 목(木)을 생(生)할 때 진(震, 양목)이 먼저 생기고 다음에 손(巽, 음목)이 생깁니다. 그러므로 이화(離火)가 목생화(木生火)의 원리로 생기게 됩니다.

3. 화생토(火生土)의 역리(易理)

이화(離火)와 곤토(坤土)에서 화생토(火生土)의 상생(相生) 원리(原理)는 무엇입니까?

손(巽, ☴) 음목(陰木)	이(離, ☲) 화(火)	곤(坤, ☷) 음토(陰土)
진(震, ☳) 양목(陽木)		태(兌, ☱) 음금(陰金)
간(艮, ☶) 양토(陽土)	감(坎, ☵) 수(水)	건(乾, ☰) 양금(陽金)

〈후천팔괘와 오행구궁도〉

이괘(離卦)는 남방의 화기(火氣)를 주관하고 토기(土氣)를 생(生)하는 부모가 됩니다. 이괘(離卦)의 천간납갑(天干納甲)이 기토(己土, 음토)이므로 음토(陰土)는 화(火)와 동포(同胞)하고, 감괘(坎卦)의 천간납갑(天干納甲)이 무토(戊土, 양토)이므로 양토(陽土)는 수(水)와 동포(同胞)합니다.

그러므로 이화(離火)가 토(土)를 생(生)하는 것은 음토(陰土 ; 평지)를 생(生)하는 것이 됩니다.

4. 토생금(土生金)의 역리(易理)

곤토(坤土)와 태금(兌金), 건금(乾金)에서 토생금(土生金)의 상생(相生) 원리(原理)는 무엇입니까?

손(巽, ☴) 음목(陰木)	이(離, ☲) 화(火)	곤(坤, ☷) 음토(陰土)
진(震, ☳) 양목(陽木)		태(兌, ☱) 음금(陰金)
간(艮, ☶) 양토(陽土)	감(坎, ☵) 수(水)	건(乾, ☰) 양금(陽金)

〈후천팔괘와 오행구궁도〉

곤괘(坤卦)는 서남방의 습기(濕氣)를 주관하고 금(金)을 생(生)하는 부모가 됩니다. 서방은 음기(陰氣)가 하강하여 왕성(旺盛)해지는 시기이므로 곤토(坤土)에서 금(金)을 생(生)할 때 태(兌 ; 음금)가 먼저 생기고 건(乾 ; 양금)이 다음에 생기게 됩니다. 따라서 음금(陰金)이 먼저 생(生)하여 태금(兌金)→건금(乾金)의 순서로 됩니다.

5. 금생수(金生水)의 역리(易理)

> 태금(兌金), 건금(乾金)과 감수(坎水)에서 금생수(金生水)의 상생(相生) 원리(原理)는 무엇입니까?

손(巽, ☴) 음목(陰木)	이(離, ☲) 화(火)	곤(坤, ☷) 음토(陰土)
진(震, ☳) 양목(陽木)		태(兌, ☱) 음금(陰金)
간(艮, ☶) 양토(陽土)	감(坎, ☵) 수(水)	건(乾, ☰) 양금(陽金)

〈후천팔괘와 오행구궁도〉

태괘(兌卦)와 건괘(乾卦)는 서방과 서북방의 금기(金氣)를 주관하고 수기(水氣)를 생(生)하는 부모가 됩니다. 건금(乾金)이 있는 서북방은 순음무양(純陰無陽)의 곳이므로 양금(陽金)에서 감수(坎水)가 생(生)할 수 있습니다.

6. 감수(坎水)와 간토(艮土)의 역리(易理)

> 감수(坎水)와 간토(艮土)의 상생(相生) 원리(原理)는 무엇입니까?

손(巽, ☴) 음목(陰木)	이(離, ☲) 화(火)	곤(坤, ☷) 음토(陰土)
진(震, ☳) 양목(陽木)		태(兌, ☱) 음금(陰金)
간(艮, ☶) 양토(陽土)	감(坎, ☵) 수(水)	건(乾, ☰) 양금(陽金)

〈후천팔괘와 오행구궁도〉

감괘(坎卦)는 북방의 수기(水氣)를 주관하고, 물이 땅으로 스며들어 토기(土氣)를 비옥하게 만들고 나무가 땅에서 자라게 하므로 감수(坎水)와 진목(震木) 사이에 간토(艮土)를 배열하였습니다.

감괘(坎卦)의 천간납갑(納甲)이 무토(戊土, 양토)이므로 양토(陽土)는 수(水)와 동포(同胞)하고, 이괘(離卦)의 천간납갑(天干納甲)이 기토(己土, 음토)이므로 음토(陰土)는 화(火)와 동포(同胞)합니다. 따라서 감수(坎水)가 토(土)를 생(生)하는 것은 양토(陽土 ; 산, 구릉)를 생(生)하는 것이 됩니다.

7. 오행상생(五行相生)과 토(土)의 역리(易理)

> 오행상생(五行相生)에서 토(土)의 역리(易理)는 무엇입니까?

손(巽, ☴) 음목(陰木)	이(離, ☲) 화(火)	곤(坤, ☷) 음토(陰土)
진(震, ☳) 양목(陽木)		태(兌, ☱) 음금(陰金)
간(艮, ☶) 양토(陽土)	감(坎, ☵) 수(水)	건(乾, ☰) 양금(陽金)

〈후천팔괘와 오행구궁도〉

오행(五行)은 모두 토(土)를 벗어나서는 생성(生成)의 변화를 할 수 없고 상생(相生) 관계도 성립되지 않습니다.

후천팔괘(後天八卦)에서 음토(陰土)와 양토(陽土)는 인신선(寅申線)에 배열되는데 양토(陽土)인 간토(艮土)는 수(水)에서 생긴 목(木)의 기운이 상승하는 것을 도와주고, 음토(陰土)인 곤토(坤土)는 화(火)에서 생긴 금(金)의 기운이 하강하는 것을 도와주고 있습니다.

그러므로 양토(陽土)인 간토(艮土)는 감수(坎水)의 옆에 위치하여 수토동포(水土同胞)하고, 음토(陰土)인 곤토(坤土)는 이화(離火)의 옆에 위치하여 화토동포(火土同胞)하므로 토기(土氣)에는 수기(水氣)와 화기(火氣)가 항상 같이 존재하고 있는 것을 나타냅니다.

지구(땅)의 내부에는 용암 덩어리가 있어 화기(火氣)가 지표로 표출되고 땅 속에는 지하수(水氣)가 흐르는데, 밑에서 상승하는 화기(火氣)와 함께 수기(水氣)가 평지나 산으로 솟아 나오므로 만물이 토(土)와 함께 수화(水火)를 근원으로 살아가고 있습니다.

그러므로 땅 위에는 상승한 지기(地氣)가 대기(大氣)에 퍼져 있고, 태양의 양기(陽氣)와 달의 음기(陰氣)가 조화를 이루어 만든 맑은 공기를 만물이 호흡하고 있습니다.

신선한 공기는 오행(五行)의 기운이 편중됨이 없이 조화를 이루고 있는 공기를 말하며, 이는 땅에서 나오는 지기(地氣)를 말합니다. 따라서 공기는 토기(土氣)를 중심으로 수기(水氣)가 상승하고 화기(火氣)가 하강하는 가운데 목기(木氣)와 금기(金氣)가 유동하는 것이 가장 이상적이라고 볼 수 있습니다.

第9節 오행상극(五行相克)에서 팔괘(八卦)의 역리(易理)

1. 화극금(火克金)의 역리(易理)

이화(離火)와 태금(兌金)·건금(乾金)에서 화극금(火克金)과 곤토(坤土)의 역리(易理)는 무엇입니까?

손(巽, ☴) 음목(陰木)	이(離, ☲) 화(火)	곤(坤, ☷) 음토(陰土)
진(震, ☳) 양목(陽木)		태(兌, ☱) 음금(陰金)
간(艮, ☶) 양토(陽土)	감(坎, ☵) 수(水)	건(乾, ☰) 양금(陽金)

〈후천팔괘와 오행구궁도〉

남방의 이화(離火)와 서방의 태금(兌金)과 건금(乾金) 사이에 곤토(坤土)가 배치되어 직접 화극금(火克金)이 이루어지지 않게 되어 있습니다. 이괘(離卦)는 남방의 화기(火氣)를 주관하여 토기(土氣)를 생(生)하는 부모가 되고, 곤토(坤土)는 금기

(金氣)를 생(生)하는 부모가 됩니다.

12양생법(養生法)에서 화(火)와 토(土)는 포(胞)가 같으므로 화(火)가 생(生)하는 곳에는 토(土)도 함께 생기게 됩니다. 곤토(坤土 ; 음토)는 이화(離火, 천간납갑이 己土)와 동포(同胞)하고, 간토(艮土; 양토)는 감수(坎水, 천간납갑이 戊土)와 동포(同胞)합니다.

2. 금극목(金克木)의 역리(易理)

태금(兌金)・건금(乾金)과 진목(震木)・손목(巽木)에서 금극목(金克木)의 역리(易理)는 무엇입니까?

손(巽, ☴) 음목(陰木)	이(離, ☲) 화(火)	곤(坤, ☷) 음토(陰土)
진(震, ☳) 양목(陽木)		태(兌, ☱) 음금(陰金)
간(艮, ☶) 양토(陽土)	감(坎, ☵) 수(水)	건(乾, ☰) 양금(陽金)

〈후천팔괘와 오행구궁도〉

태금(兌金)과 건금(乾金)은 서방에 위치하고, 진목(震木)과 손목(巽木)은 동방에 위치하며, 서방의 금기(金氣)와 동방의 목기(木氣) 사이에 감수(坎水)와 간토(艮土)가 위치하여 직접 금극목(金克木)이 이루어지지 않게 되어 있습니다.

태괘(兌卦)와 건괘(乾卦)는 서방의 금기(金氣)를 주관하여 수기(水氣)를 생(生)하는 부모가 되고, 감수(坎水)는 목기(木氣)를 생(生)하는 부모가 됩니다.

그러므로 금(金 ; 兌卦, 乾卦)과 목(木 ; 震卦, 巽卦) 사이에 목(木)의 부모인 감수(坎水)와 수(水)를 돕는 간토(艮土)를 배치하여 금극목(金克木)으로 인한 목(木)의 제약을 완화시키고 있습니다.

3. 목극토(木克土)의 역리(易理)

진목(震木)·손목(巽木)과 곤토(坤土)에서 목극토(木克土)의 역리(易理)는 무엇입니까?

손(巽, ☴) 음목(陰木)	이(離, ☲) 화(火)	곤(坤, ☷) 음토(陰土)
진(震, ☳) 양목(陽木)		태(兌, ☱) 음금(陰金)
간(艮, ☶) 양토(陽土)	감(坎, ☵) 수(水)	건(乾, ☰) 양금(陽金)

〈후천팔괘와 오행구궁도〉

진목(震木)은 동방, 손목(巽木)은 동남방, 곤토(坤土)는 서남방에 위치하여 있습니다. 동방의 목기(木氣)와 서남방의 토기(土氣)사이에 이화(離火)가 위치하여 직접 목극토(木克土)가 이루어지지 않게 되어 있습니다.

진괘(震卦)와 손괘(巽卦)는 동방의 목기(木氣)를 주관하여 화기(火氣)를 생(生)하는 부모가 되고, 이화(離火)는 토기(土氣)를 생(生)하는 부모가 됩니다.

그러므로 목(木 ; 震木, 巽木)과 토(土 ; 坤土) 사이에 목(木)의 자식인 이화(離火)를 배치하여 목극토(木克土)가 직접 일어나지 않게 하였습니다.

4. 토극수(土克水)의 역리(易理)

곤토(坤土)와 감수(坎水)에서 토극수(土克水)의 역리(易理)는 무엇입니까?

손(巽, ☴) 음목(陰木)	이(離, ☲) 화(火)	곤(坤, ☷) 음토(陰土)
진(震, ☳) 양목(陽木)		태(兌, ☱) 음금(陰金)
간(艮, ☶) 양토(陽土)	감(坎, ☵) 수(水)	건(乾, ☰) 양금(陽金)

〈후천팔괘와 오행구궁도〉

곤토(坤土)는 서남방, 감수(坎水)는 북방에 위치하는데, 서남방의 토기(土氣)와 북방의 수기(水氣)사이에 태금(兌金)과 건금(乾金)이 위치하여 직접 토극수(土克水)가 이루어지지 않게 되어 있습니다.

곤괘(坤卦)는 서남방의 습기(濕氣)를 주관하여 금기(金氣)를 생(生)하는 부모가 되고, 금기(金氣)는 수기(水氣)를 생(生)하는 부모가 됩니다.

5. 수극화(水克火)의 역리(易理)

> 감괘(坎卦)와 이괘(離卦)에서 수극화(水克火)의 역리(易理)는 무엇입니까?

손(巽, ☴) 음목(陰木)	이(離, ☲) 화(火)	곤(坤, ☷) 음토(陰土)
진(震, ☳) 양목(陽木)		태(兌, ☱) 음금(陰金)
간(艮, ☶) 양토(陽土)	감(坎, ☵) 수(水)	건(乾, ☰) 양금(陽金)

〈후천팔괘와 오행구궁도〉

감괘(坎卦)는 북방에 위치하고, 이괘(離卦)는 남방에 위치하였는데 북방의 수기(水氣)와 남방의 화기(火氣) 사이에 간괘(艮卦), 진괘(震卦), 손괘(巽卦), 곤괘(坤卦), 태괘(兌卦), 건괘(乾卦)가 위치하여 직접 수극화(水克火)가 이루어지지 않게 되어 있습니다.

감괘(坎卦)는 북방의 수기(水氣)를 주관하여 목기(木氣)를 생(生)하는 부모가 되고, 이괘(離卦)는 남방의 화기(火氣)를 주관하여 토기(土氣)를 생(生)하는 부모가 됩니다.

6. 오행상극(五行相克)과 토(土)의 역리(易理)

오행상극(五行相克)과 토(土)는 어떻게 이해하면 됩니까?

손(巽, ☴) 음목(陰木)	이(離, ☲) 화(火)	곤(坤, ☷) 음토(陰土)
진(震, ☳) 양목(陽木)		태(兌, ☱) 음금(陰金)
간(艮, ☶) 양토(陽土)	감(坎, ☵) 수(水)	건(乾, ☰) 양금(陽金)

〈후천팔괘와 오행구궁도〉

오행(五行)은 모두 토(土)를 벗어나서는 생성(生成)의 변화를 할 수 없고 상극(相克) 관계도 성립되지 않습니다.

후천팔괘(後天八卦)에서 곤토(坤土, 음토)와 간토(艮土, 양토)는 인신선(寅申線 ; 선후천 변화선)에 배열되어 변화의 주체가 되는데 이화(離火)가 태금(兌金)과 건금(乾金)을 극(克)하기 위해서는 이화(離火)와 동포(同胞)가 되는 곤토(坤土)의 기운을 얻어야 가능합니다. 그리고 태금(兌金)과 건금(乾金)이 진목(震木)과 손목(巽木)을 극(克)하기 위해서는 감수(坎水)와 동포(同胞)가 되는 간토(艮土)의 기운을 얻어야 가능합니다.

그러므로 토기(土氣)는 수기(水氣), 화기(火氣)와 동포(同胞)하여 목기(木氣)와 금기(金氣)의 활동을 생극(生克)의 이치로 조절하고 있습니다.

第2章 의역동원(醫易同源)

인간은
자연으로부터 태어나서
자연 속에서 살다가
자연으로 돌아간다

자연 속의 만물은
예외없이 자연의 움직임에
따라간다

자연을 알면
인간을 알 수 있다

자연을 알 수 있는
선인의 방법이
易이다

第1節 인(人)과 소천지(小天地)

1. 천(天) · 지(地) · 인(人)

역리(易理)를 공부하기 전에 사람과 천지(天地)의 관계를 알기 위하여 하늘, 땅과 사람은 어떻게 이해하면 됩니까?

【천(天)】

하늘을 포괄적인 의미를 지닌 한 마디로 표현하기에는 불가능하고, 세분하여 설명하려면 너무 많아 끝이 없으므로 지구과학에서 배운 지식을 동원하지 않고서는 하늘에 대한 설명이 어려운 실정입니다.

그러나 하늘을 쳐다보면 빛은 창창(蒼蒼)하고 거리가 막막(漠漠)하여 더듬어 보아도 아무것도 없고, 자세히 보아도 정체를 알 수 없으며, 동(動)하는 것 같으면서 정(靜)하고, 정(靜)하는 것 같으면서 동(動)하여 일정한 단서를 잡을 수 없습니다. 그러므로 하늘에 대한 의문이 생기게 됩니다.

태양(太陽)은 동(東)에서 떠서 서(西)로 지고 태양이 떠 있는 동안은 천지(天地)가 광명(光明)하고 더우며, 태양이 진 후에는 천지(天地)가 어둡고 추우며 하늘은 보이지 않으므로 하늘(天)의 행동이 복잡하고 신비롭게 생각되기도 합니다.

달[月]은 매월 음력 3일을 전후하여 생(生)한 후 15일에 만월(滿月)이 되고, 16일부터 이지러져서 29일을 전후하여 완전히 형체가 없어집니다. 빛이 있지만 태양처럼 열(熱)은 없고 광채도 태양처럼 밝지 못하므로 달의 변화가 신비롭게 생각되는 것이 사실입니다.

일몰(日沒) 후에 나타나는 수많은 성상(星象)은 크기와 색채가 다르고, 어제 없던 별이 오늘 보이고, 작년에 있던 별이 금년에 보이지 않기도 합니다. 또한 초저녁에 동쪽에 있던 별은 새벽에 서쪽으로 옮기고, 밤중에 나오는 별은 일출(日出) 전에 없어지는 등 변화가 많으므로 변화의 원인이 무엇인지 의문이 생깁니다.

춘하추동(春夏秋冬) 4계절의 변천에 따른 온(溫)·열(熱)·양(凉)·한(寒)의 기후변화가 나타나는데 무엇이 조화를 만들었는지 의문이 생깁니다. 춘하추동(春夏秋冬)의 변화 순서는 천지(天地)가 생긴 이후에 한 번도 바뀐 일이 없는데 이 조화는 무엇이 창조하였고 무엇이 운영하는지에 대한 의문도 생기게 됩니다.

일반적으로 하늘에는 태양이 있어서 열(熱)하고 땅에는 수기(水氣)가 있어서 한(寒)한 것으로 알고 있습니다. 그렇지만 고지대로 올라갈수록 평지보다 온도가 낮아지므로 하늘이 한(寒)합니다. 한(寒)의 근본은 하늘에 있는데 천지(天地)가 생긴 후 수 억 만년 동안 하늘로 올라가서 축적된 열(熱) 때문에 하늘이 열(熱)한 것으로 알고 있는 것입니다.

【지(地)】

땅은 중후하고 부드러우며 만물의 대부분이 땅에서 살고 있고 눈에 보이기 때문에 하늘에 비하여 신비로움이 적습니다.

겨울이 되면 고지대보다 저지대에서 늦게 얼음이 얼고, 봄이 오면 고지대보다 저지대에서 먼저 싹이 돋는 것을 보고 땅이 열(熱)한 것을 알 수 있었습니다. 열(熱)의 근본은 땅에 있는데 천지(天地)가 생긴 후 수 억 만년 동안 땅으로 내려와서 축적된 한기(寒氣) 때문에 한(寒)하게 된 것입니다.

【인(人)】

하늘을 부(父)라 하고 땅을 모(母)라 하였는데 천지(天地) 부모의 기(氣)가 상합(相合)하여 만물을 생(生)하였으므로 만물을 천지의 자(子)라 합니다. 사람도 만물 중의 하나이고 '人' 자는 만물을 뜻하기도 합니다.

천부(天父)와 지모(地母)가 인(人)을 창조할 때 절대로 무의미하게 만들지 않았을 것입니다. 반드시 일정한 법도와 치밀한 설계를 통해서 만든 것이므로 만물은 필연에 의해 태어나게 됩니다.

행(行)·주(住)·좌(坐)·와(臥)·어(語)·묵(默)·동(動)·정(靜)과 같은 사람의 모든 생활이 풍(風)·한(寒)·서(暑)·습(濕)·조(燥)·화(火)의 영향을 받으므로 사람의 질병도 천지(天地)의 영향을 받게 되어 있다는 것을 이해하여야 합니다.

2. 인신(人身)의 관찰(觀察)

사람과 천지(天地)가 상응(相應)하므로 자신의 몸과 천지(天地)를 관찰하는 방법을 선도(仙道)에서 고안한 것이 한의학(韓醫學)의 기초가 된 것입니까?

우리 몸을 관찰하면 위쪽의 머리[頭]에는 이목구비(耳目口鼻)로 이루어진 7개의 규(竅)와 뇌(腦)가 있는 원신(元神)이 있고, 아래쪽의 몸통에는 전음(前陰)과 후음(後陰)으로 이루어진 2개의 규(竅)와 오장육부(五臟六腑)가 있습니다.

머리[頭]와 몸통은 경항(頸項)으로 연결되어 있고, 몸통에는 수족(手足)이 붙어서 인신(人身)을 이루고 있습니다. 그러므로 수족(手足)은 인신(人身)을 움직이는 중요한 역할을 담당하고 있는 것을 알 수 있습니다.

바깥에는 털과 피부가 있고, 피부 안에는 기육(肌肉)과 혈관(血管)이 있고, 또 그 안에 뼈가 있으며, 힘줄이 뼈를 연결하고 있습니다.

내부에는 오장(五臟)과 육부(六腑)가 있는데, 하나는 입을 통해서 항문까지 하나의 관(管)을 이루면서 유형적인 음식물이 내려가는 육부(六腑)이고, 하나는 코를 통해서 무형적인 것이 출입하는 오장(五臟)으로 구성되어 있습니다.

사물을 보고, 소리를 듣고, 냄새를 맡고, 말을 하고, 맛을 보고, 피부로 느끼고, 뜻으로 생각하는 이런 것들이 오장육부(五臟六腑)와 상호 작용하여 육체와 마음에 어떻게 영향을 주는지 알기 어려우므로 자신을 이해할 수 있는 방법이 필요하였으리라 봅니다.

【선도(仙道)와 한의학(韓醫學)】

사람이 죽지 않고 젊은 모습을 유지하며 영생(永生)하는 신선(神仙)이 되는 법을 연구하는 것이 선도(仙道)입니다. 의술(醫術)의 목표는 질병만 고치는 것이 아니고 노화(老化)를 방지하고 생명(生命)을 연장시키며, 병 없이 건강하게 살도록 하는 것입니다. 의술(醫術)과 선도(仙道)의 공통점은 음양을 추리(推理)하고 주역괘상(周易卦象)을 활용하는 것이라고 말할 수 있습니다.

선도(仙道)의 관점은 '近取諸身 遠取諸物'하여 태양이 뜨고 지는 모습에서 음양(陰陽)을 취상(取象)하였고, 땅에 있는 만물이 변화하는 모습에서 오행(五行)을 제정하였습니다.

음양오행(陰陽五行)을 역동적으로 이해하여 기호로 표현하였고, 하도(河圖)와 낙서(洛書), 사상(四象)과 팔괘(八卦)로 이를 더욱 구체화시켰습니다.

천지(天地)와 만물(萬物)을 이해하기 위하여 선현(先賢)들은 하도(河圖), 낙서(洛書), 팔괘(八卦), 납갑(納甲) 등을 통하여 정리한 상(象)·수(數)·이(理)의 이론으로 인신(人身)을 이해하였으므로 한의학은 선도(仙道)에서 출발하였다고 하여도 과언이 아닙니다.

3. 인신(人身)과 천지(天地)

천지인(天地人)의 관계에서 사람과 천지(天地)를 구체적으로 비교하면 어떤 것이 유사(類似)합니까?

인신(人身)	천지(天地)
두(頭) : 원형(圓形)	천원(天圓)
족(足) : 각형(角形)	지방(地方)
양목(兩目)	일월(日月)
사지(四肢)	사계(四季)
십이경맥(十二經脈)	십이월(十二月)
365골절(骨節)	365일

사람의 피부에 주리(腠理)가 있고 무수한 모공(毛孔)에 털이 나와 있는데 이것은 지표에 있는 무수한 구멍에 물이 스며들고 새싹이 뚫고 나오는 모습을 상징하고 있습니다. 이는 사람이 천지(天地)와 닮았음을 보여주는 것입니다.

사람은 모두 9규(竅)를 지니고 있는데, 상부(上部)인 얼굴에는 이(耳)·목(目)·구(口)·비(鼻)로 이루어진 7규(竅)가 있고 하부(下部)에는 전음(前陰)과 후음(後陰)으로 이루어진 2규(竅)가 있습니다. 상(上)의 7규(竅)는 천지수(天地數)에서 '천칠(天七)이 성화(成火)'하는 것을 나타낸 것이고, 하(下)의 2규(竅)는 천지수(天地數)에서 '지이(地二)가 생화(生火)'하는 것을 나타냅니다. 그러므로 9규(竅)는 화기(火氣)의 통로가 되는데 천지(天地)의 기운이 상통하고 있는 것과 같다고 볼 수 있습니다.

【인(人)과 소천지(小天地)】

자연(自然)을 구성하는 비주(飛走)하는 금수(禽獸) 등의 많은 동물도 두(頭)·신(身)·지(肢)·골절(骨節)·피부(皮膚)·기혈(氣血)이 있어서 몸을 유지합니다. 천(天)을 부(父)로 하고 지(地)를 모(母)로 삼아 먹이를 통해 기혈(氣血)을 길러 살아가는데 이것이 사람과 유사합니다.

그러나 천지(天地)를 대표하는 사람은 몸의 구조와 기혈(氣血)의 유행(流行)에 있어서 동물과는 다릅니다.

사람의 육체(肉體)·골격(骨格)·근맥(筋脈)·기혈(氣血) 등의 구조와 인신(人身)의 동작, 정신 작용은 천지(天地)의 형체(形體), 음양(陰陽)의 동정(動靜)과 비슷합니다. 그러므로 사람을 천지(天地)의 축소판으로 보아 소천지(小天地 ; 소우주)라 합니다.

4. 인(人)의 동작(動作)과 천지(天地)의 음양(陰陽)

사람의 동작(動作)과 천지(天地)의 음양(陰陽)이 닮은 경우는 어떤 것이 있습니까?

천지(天地)의 음양(陰陽)과 인신(人身)의 동작(動作)이 서로 닮은 것을 표현하면 다음과 같습니다.

인신(人身)의 동작(動作)	천지(天地)의 음양(陰陽)
주간 → 동(動), 야간 → 정(靜)	주간 → 동(動), 야간 → 정(靜)
분노, 고함소리	뇌성벽력(雷聲霹靂)
기쁨 → 웃음희열	일출 → 만물희열
한기성(寒氣盛) → 요청(尿淸)	한기성(寒氣盛) → 수청(水淸)
열기성(熱氣盛) → 요탁(尿濁)	열기성(熱氣盛) → 수탁(水濁)
열(熱) → 면열(面熱)	주간(晝間) → 대기열(大氣熱)
한(寒) → 면한(面寒)	야간(夜間) → 대기한(大氣寒)
습(濕) → 신중(身重)	습지(濕地) → 중탁(重濁)
풍(風) → 도현(掉眩)	풍(風) → 요동(搖動)
열음식(熱飮食) → 면열(面熱)	열기(熱氣) → 상승(上升)
냉음식(冷飮食) → 설사(泄瀉)	한기(寒氣) → 하강(下降)

5. 장부(臟腑)와 소천지(小天地)

사람의 장부(臟腑)와 천지(天地)가 상응(相應)하는 것은 어떤 것이 있습니까?

【폐(肺)와 대장(大腸)】

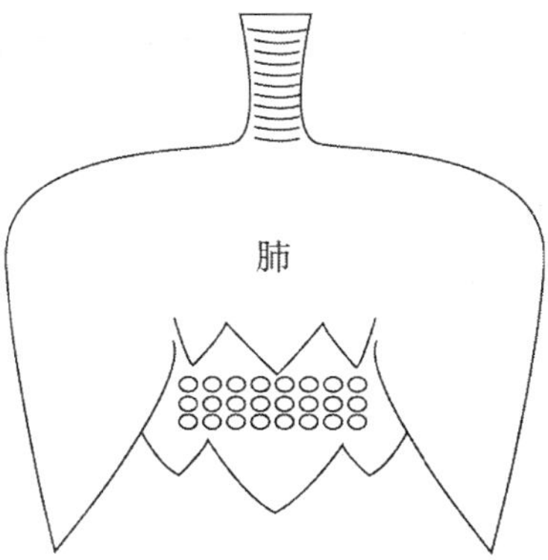

〈폐장도(肺臟圖)〉

폐(肺)는 장부(臟腑)의 제일 상부에 위치하여 마치 우산과 같이 심(心), 비(脾), 간(肝), 신(腎)의 사장(四臟)을 덮고 있으며, 폐엽(肺葉)에는 24공(孔)이 있어 하늘의 24기(氣)가 교대로 출입하고 있습니다. 그래서 폐(肺)는 하늘(天)을 상징하고 있습니다.

대장(大腸)은 폐(肺)의 남편으로 장부(臟腑)의 제일 아래에 위치하여 있고, 폐(肺)가 신선한 천기(天氣)를 받아 다른 장부(臟腑)를 거쳐 대장(大腸)으로 전하게 됩니다.

대장(大腸)이 폐(肺)와 아래위로 멀리 떨어져 있는 이유는 폐(肺)에서 받은 천기(天氣 ; 淸氣)를 운용(運用)하고 변화된 탁기(濁氣)를 땅으로 방출하기 위한 것인데 이는 천기(天氣)가 지기(地氣)로 하강하는 이치와 같습니다.

【심(心)과 소장(小腸)】

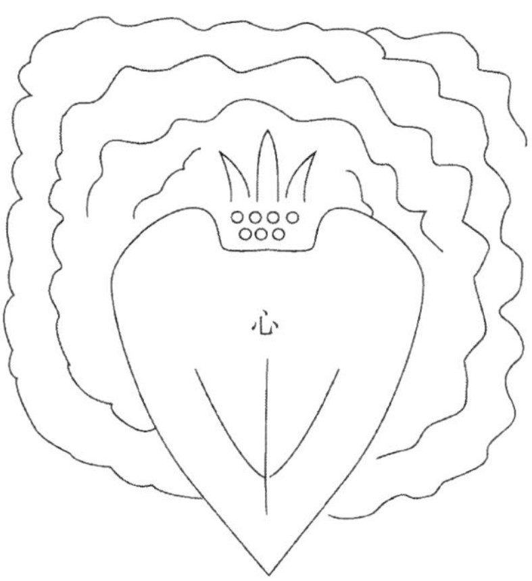

〈심장도(心臟圖)〉

심장(心臟)은 열(熱)을 주(主)하므로 하늘의 열(熱)을 상징합니다. 심(心)에는 칠규(七竅)와 삼모(三毛)가 있는데 칠규(七竅)는 화(火)의 성수(成數)를 나타내고, 삼모(三毛)는 천지인(天地人) 삼재(三才)를 상징하는데 이는 인(人)이 천지(天地)와 동등한 지위에 있음을 나타냅니다. 심(心)은 군주(君主)로서 장부(臟腑)를 지배하는데, 군주(君主)는 백성인 일신(一身)을 조양(調養)하여야 합니다. 그러므로 심장(心臟)은 혈(血)을 주관하며 혈관(血管)을 통해서 영양과 열기(熱氣)를 지닌 따뜻한 혈액(血液)을 전신(全身)에 공급합니다.

심장(心臟)의 남편으로 심장의 일을 대행하는 소장(小腸)은 화기(火氣)를 이용하여 십육곡(十六曲)에서 수곡(水穀)의 진액(津液)을 흡수하고 혈(血 ; 津液)을 만들어 심장으로 전하게 됩니다.

심(心)과 소장(小腸)이 아래위로 떨어져 있는 것은 소장(小腸)이 땅에서 나온 음식물에서 혈(血)을 생산하여 심(心)으로 전하기 위한 것으로, 이는 땅의 화기(火氣)가 하늘로 상승하는 이치와 같습니다.

【비(脾)와 위(胃)】

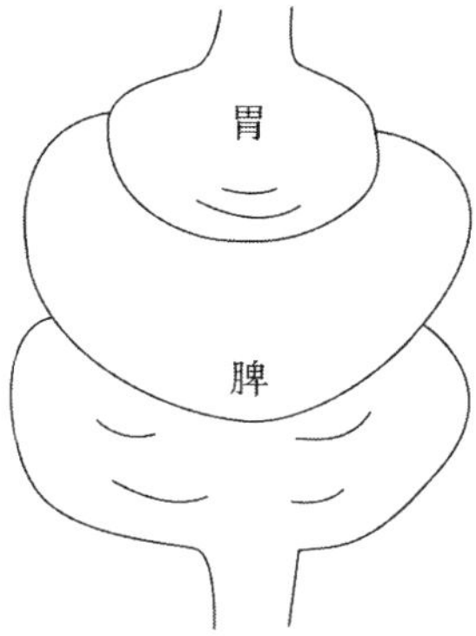

〈비장도(脾臟圖)〉

비(脾)는 중앙토(中央土)에 배속되고 반달모양(半月形)이며, 길이가 5촌(寸)이고, 폭이 15촌(寸)입니다. 5는 토(土)의 생수(生數)를 나타내고, 10은 토(土)의 성수(成數)를 나타낸 것이며, 비(脾)가 편편한 것은 땅이 평탄한 것을 상징합니다.

비(脾)의 남편인 위(胃)는 음식물을 받아들이고 정미(精微)한 기운을 흡수하여 심(心)과 폐(肺)와 비(脾)로 보내고 나머지를 소장(小腸)과 대장(大腸)으로 전송시킵니다.

위(胃)는 길이가 2척(尺) 5촌(寸)이고 폭이 1척(尺) 5촌(五寸)인데 2와 5는 화토동포(火土同胞)를 나타내고, 1과 5는 수토동포(水土同胞)를 나타냅니다. 그런데 이는 토(土)가 만물을 생(生)하는 조화를 지니고 있음을 상징한 것입니다. 또한 위(胃)는 5미(五味)를 모두 받아들이지만 그 중에서도 위(胃)의 상(象)에 나타나는 1, 2, 5수로 상징되는 수(水), 화(火), 토(土)의 3미(味)를 많이 받아들이는 것을 나타냅니다.

【간(肝)과 담(膽)】

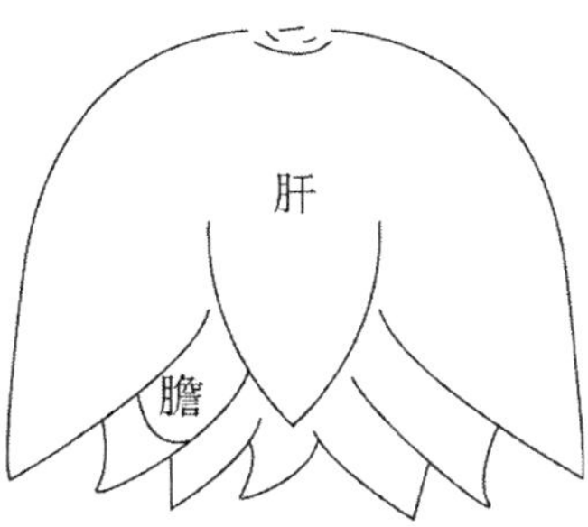

〈간장도(肝臟圖)〉

간(肝)은 목(木)을 상징하고 좌삼엽(左三葉), 우사엽(右四葉)으로 되어있는데 이는 나뭇잎이 좌우로 갈라진 것을 나타냅니다. 4는 금수(金數)로 폐금(肺金)의 기운을 상징하며, 3은 목수(木數)로 간목(肝木)의 기운을 상징하는데 이는 간기(肝氣)와 폐기(肺氣)가 상통하고 있는 것을 나타내고, 동방에서 해가 뜨면 서방이 밝고 서방으로 해가 지면 동방이 밝은 것과 같은 이치입니다.

담(膽)은 간(肝)의 남편으로 상하(上下)에 구멍이 없이 황색의 금정(金精)을 3냥(兩) 저장하는데 목(木)을 상징합니다.

【신(腎)과 방광(膀胱)】

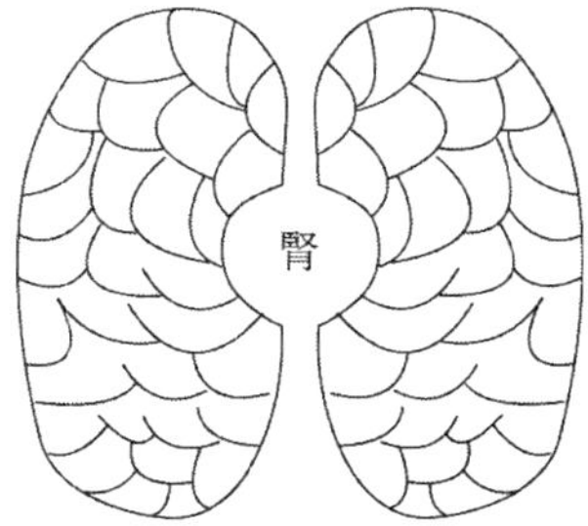

〈신장도(腎臟圖)〉

신(腎)은 땅을 상징하여 오장(五臟) 중에서 가장 아래에 위치하며 좌우에 두 개가 있습니다. 좌신(左腎)은 수(水)를 주관하므로 신수(腎水)라 하며 신수(腎水)는 좌선(左旋)하여 폐(肺)로 상승하고, 우신(右腎)은 화(火)를 주관하므로 명문화(命門火)라 하며 명문화(命門火)는 우전(右轉)하여 심(心)으로 들어갑니다[難經說].

땅(地)에서 지기(地氣 ; 水火二氣)가 하늘(天)로 상승하는 것과 같이, 땅에 상응하는 신(腎)에서 신기(腎氣 ; 水火二氣)가 하늘에 상응하는 심폐(心肺)로 상승하고 있습니다.

신(腎)의 남편인 방광(膀胱)은 구멍(竅)이 하나뿐이며 요도(尿道)를 통하여 소변을 방출하는데, 방광(膀胱) 자체의 힘으로는 소변을 방출할 수 없고 하늘에 속하는 폐기(肺氣)의 힘으로 소변을 방출합니다. 이것은 천기(天氣)가 땅으로 통하고 지기(地氣)가 하늘로 통하는 것을 상징한 것입니다.

第2節 오행(五行)의 음양생극(陰陽生克)과 장부(臟腑)

1. 오행(五行)의 기운(氣運)과 장부(臟腑)

> 오행(五行)의 기운(氣運)과 장부(臟腑)를 팔괘(八卦)의 역리(易理)로 설명할 때는 어떤 괘(卦)를 사용하고 있습니까?

장부(臟腑)의 8괘(卦) 배속은 여러 가지 학설이 있으나 오장(五臟)을 8괘(卦)에 배속하여 설명할 때는 후천팔괘(後天八卦) 오행(五行)과 음양(陰陽)을 기준으로 장부(臟腑)를 배정합니다.

손(巽, ☴) 음목(陰木)	이(離, ☲) 화(火)	곤(坤, ☷) 음토(陰土)
진(震, ☳) 양목(陽木)		태(兌, ☱) 음금(陰金)
간(艮, ☶) 양토(陽土)	감(坎, ☵) 수(水)	건(乾, ☰) 양금(陽金)

〈후천팔괘와 오행구궁도〉

간 (肝)	심, 소장 (心, 小腸)	비 (脾)
담 (膽)		폐 (肺)
위 (胃)	신, 방광 (腎, 膀胱)	대장 (大腸)

〈후천팔괘와 장부음양배속〉

오행(五行)은 모두 토(土)에 근원을 두고 토(土)에서 상생(相生)과 상극(相克)의 변화를 하고 있습니다. 그러므로 토(土)에서 수화(水火)의 작용으로 목(木)과 금(金)이 생성되고 오행(五行)의 기운이 유행(流行)하고 있는 것입니다.

사람도 토기(土氣)인 비(脾)를 중심으로 신수(腎水)와 심화(心火)가 수승화강(水升火降)의 작용을 하고 간목(肝木)과 폐금(肺金)이 승강(升降)하는 작용을 통해 오행(五行)의 기운이 전신을 순환하고 있습니다.

2. 목기(木氣)와 간(肝) · 담(膽)

목(木)에 속하는 간(肝) · 담(膽)과 손괘(巽卦) · 진괘(震卦)의 역리(易理)를 어떻게 이해하면 됩니까?

【손괘(巽卦, ☴)와 목(木)】

손괘(巽卦)는 음목(陰木 ; 살아있는 나무)에 속하고, 음목(陰木)은 금(金)의 극(克)을 받지 않아 뿌리와 잎이 있는 나무입니다. 그러므로 음목(陰木)은 햇볕을 차단하여 그늘(陰)을 생(生)하고, 동(動)하여 풍(風)을 생(生)합니다.

손괘(巽卦)는 바람[風]·오행(五行)의 음목(陰木)·온기(溫氣)·동남(東南) 방위·진사월(辰巳月)·입하(立夏)의 절기(節氣)를 상징하고, 손괘(巽卦)의 초효(初爻)인 음(陰)은 나무의 뿌리가 땅의 수기(水氣)를 잘 받아들이는 것을 나타냅니다.

손괘(巽卦)의 아래[初爻]에는 음(陰)이 있지만 위의 중효(中爻)와 상효(上爻)에는 이양(二陽)이 있어 양성(陽盛)합니다. 이는 점차 한(寒)의 세력이 줄어드는 모양으로 손괘(巽卦)는 강한 열(熱)을 내포하고 있습니다. 그러므로 강한 열(熱)에서 풍(風)을 생(生)하는 열생풍(熱生風)의 원리가 생기는 것입니다.

【간(肝)과 손괘(巽卦)】

손괘(巽卦)는 간(肝)에 배속되고, 손괘(巽卦)의 중효(中爻)와 상효(上爻)에 있는 양(陽)이 성장하는 것과 상응하여 간(肝)의 양(陽)이 동(動)하면 혈(血)이 상승합니다. 봄철에는 목(木)의 기운이 왕성하고 손괘(巽卦)의 초효(初爻)가 음효(陰爻)로 허(虛)하기 때문에 왕성한 목(木)의 기운이 허(虛)한 곳으로 빠져나오는 것과 같이 비혈(鼻血 ; 衄血)이 많아 눈이 몽롱하여 집니다.

간(肝)이 산혈(散血)하는 것은 손괘(巽卦)의 중효(中爻)와 상효(上爻)에 있는 양(陽)의 작용에, 장혈(藏血)하는 것은 손괘(巽卦)의 초효(初爻)에 있는 음(陰)의 작용에 상응합니다.

【진괘(震卦, ☳)와 목(木)】

진괘(震卦)는 양목(陽木 ; 뿌리가 없는 나무, 땔감, 목재)에 속하고, 양목(陽木)은 양금(陽金 ; 쇠, 칼, 톱)의 힘으로 음목(陰木)을 잘라 만든 목재로 뿌리와 잎이 없는 나무와 같습니다. 그러므로 양목(陽木)에 속하는 목재는 그늘[陰]과 바람[風]을 생(生)할 수 없지만 화기(火氣)를 얻으면 열(熱)을 생(生)할 수 있습니다.

진괘(震卦)는 우레[雷]・양목(陽木)・온(溫)・동방(東方)・묘월(卯月)・춘분(春分)을 상징하고, 진괘(震卦)의 초효(初爻)인 양(陽)은 춘분(春分)의 절기에 지하로 길게 뻗은 나무 뿌리가 진액(津液)을 상승시켜서 수기(水氣)가 위로 솟아 싹[萌]을 트이게 하는 것을 나타냅니다.

진괘(震卦)는 화(火)가 아래[初爻]에서 동(動)하고, 위(중효와 상효)에는 이음(二陰)이 있어 음성(陰盛)하므로 열(熱)이 위에까지 도달하지 못하고 습(濕)이 생(生)합니다.

【담(膽)과 진괘(震卦)】

진괘(震卦)는 봄과 담(膽)에 배속되고, 진괘(震卦)의 초효(初爻)에서 일양(一陽)이 상승하는 것에 상응하여 담(膽)이 상화(相火)를 주관하게 됩니다.

진괘(震卦)의 상효(上爻)와 중효(中爻)가 음(陰)이므로 담(膽)에 담즙(膽汁)이 저장되고, 아래의 초효(初爻)가 양(陽)이므로 소양상화(少陽相火)가 동(動)할 때 담즙(膽汁)이 분사합니다.

【음목(陰木)・양목(陽木)의 생극(生克)】

목극토(木克土)의 관계에서 양목(陽木)은 음토(陰土 ; 땅)와 양토(陽土 ; 구릉, 산)를 극(克)할 수 있고, 음목(陰木 ; 살아있는 나무)은 음토(陰土)와 양토(陽土)를 극(克)하지 못하지만 토(土)에 의지하여 뿌리를 내리고 삽니다.

목생화(木生火)의 관계에서 양목(陽木)은 화(火)를 생(生)할 수 있고, 음목(陰木)은 화(火)를 생(生)할 수 없지만 무성한 숲에서는 바람으로 인하여 나무와 나무가 부딪쳐서 불이 나기도 합니다.

【간(肝)·담(膽)의 생극(生克)】

목극토(木克土)의 이치로 양목(陽木)에 속하는 담(膽)의 풍기(風氣)는 비위(脾胃)의 토기(土氣)를 극(克)하여 조절할 수 있습니다. 음목(陰木)에 속하는 간(肝)의 풍기(風氣)는 비위(脾胃)의 토기(土氣)를 극할 수 없지만 나무의 뿌리가 땅에 내리고 있는 것과 같이 간(肝)이 비위(脾胃)에 의지하고 있습니다.

목생화(木生火)의 이치로 담(膽)의 풍기(風氣)는 심(心)과 소장(小腸)으로 전하여 열(熱)을 생(生)하고, 간(肝)의 풍기(風氣)는 열(熱)을 생(生)할 수 없습니다.

3. 화기(火氣)와 심(心)·소장(小腸)

화(火)에 속하는 심(心)·소장(小腸)과 이괘(離卦)의 역리(易理)를 어떻게 이해하면 됩니까?

【이괘(離卦, ☲)와 화(火)】

화(火)는 이괘(離卦)에 속하는데 음양(陰陽)이 없고 근원은 땅[地二生火]에 있으므로 아래에서 위로 타오릅니다. 화(火)에는 화산 폭발과 같이 땅속에서 솟아오르는 지화(地火)가 있고 목(木)에서 생(生)하는 화(火)와 기름에서 나오는 잠복된 화(火)가 있습니다.

화(火)는 땅(土)에서 상승하여 위로 타오르는데 이는 화토동포(火土同胞)의 근거가 됩니다.

이괘(離卦)는 화(火)·열(熱)·남방(南方)·오월(午月)·하지(夏至)를 상징합니다. 이괘(離卦)는 상하(上下)에 2개의 양효(陽爻)가 있고 내부에 음효(陰爻)가 있는데, 이는 양(陽)이 음(陰)을 감싸서 밖으로 나오지 못하게 하여 열(熱)만 왕성(旺盛)한 것을 나타내고 있습니다.

이괘(離卦)의 중효(中爻)가 음(陰)으로 허(虛)한 것은 공기가 통한다는 뜻으로, 불(火)은 공기가 통하는 곳에서 타고 공기가 막힌 곳에서는 타지 못한다는 것을 상징하고 있습니다.

이괘(離卦)는 불꽃이 타오를 때 외부가 밝고 내부는 어두운(外明內暗) 것을 나타내며, 이괘(離卦)가 남방에 있는 것은 남방이 열(熱)한 것을 상징하고 있습니다.

【심(心)·소장(小腸)과 이괘(離卦)】

이괘(離卦)는 여름과 심(心)·소장(小腸)에 배속되고 화(火)를 주관하므로 심(心)과 소장(小腸)이 일신(一身)의 화(火)를 관장하게 됩니다.

이괘(離卦)의 상하(上下)는 양효(陽爻)로 열기(熱氣)가 왕성(旺盛)하므로 심(心)이 군화(君火)를 주관하고, 소장(小腸)이 화(火)의 배속됩니다. 소장(小腸)은 태양(太陽)의 한수(寒水)를 주관하여 소화물(消化物)의 중탁(重濁)한 수분(水分 ; 津液)을 흡수하고 화(火)의 기운[離卦 ; 熱氣]으로 진액(津液)을 훈증(薰蒸)하여 혈(血 ; 津液)을 생산하게 됩니다.

이괘(離卦)의 가운데는 음효(陰爻)로 음기(陰氣)를 내장하는 것과 같이 심장(心臟)은 혈관(血管)을 주관하여 혈(血)을 내장하고 이괘(離卦)의 작용으로 소음군화(少陰君火 ; 火氣)의 기운을 전신으로 운행시킵니다. 그리고 이괘(離卦)에 속하는 소장(小腸)도 혈(血)을 생산하여 혈중(血中)의 음기(陰氣)를 진액(津液)으로 만들어 내부에 화기(火氣)를 공급합니다.

【화(火)의 생극(生克)】

화극금(火克金)의 관계에서 화(火)는 금(金)을 극(克 ; 제련)할 수 있지만 적은 불로는 쇠[金]를 녹일 수 없고, 목재(木材)가 타고나면[木生火] 재[灰 ; 土]가 남는 것이 화생토(火生土)입니다.

그러므로 토(土)의 가장 깊은 곳에는 용암의 화(火)가 동(動)하고 있으며 용암에서 분출되어 나온 재가 모여 토(土)를 이루었으므로 화(火)가 토(土)를 생(生)하는 것입니다.

【심(心)·소장(小腸)의 생극(生克)】

8괘(卦)의 오행(五行)에서 심(心)과 소장(小腸)의 열기(熱氣)는 화극금(火克金)의 이치로 폐(肺), 대장(大腸)의 냉기(冷氣)를 조절할 수 있습니다. 그리고 심(心)과 소장(小腸)의 열기(熱氣)는 화생토(火生土)의 이치로 비(脾)와 위(胃)로 전하여 습기(濕氣)를 생(生)할 수 있습니다.

4. 토기(土氣)와 비(脾)·위(胃)

토(土)에 속하는 비(脾)·위(胃)와 곤괘(坤卦)·간괘(艮卦)의 역리(易理)를 어떻게 이해하면 됩니까?

【곤괘(坤卦, ☷)와 토(土)】

곤괘(坤卦)는 음토(陰土)에 속하고, 평지인 음토(陰土)는 물이 잘 스며들 수 있는 광활한 들판으로 많은 물이 잠입하고 그 물을 내장하고 있어서 지하수의 근원이 됩니다.

곤괘(坤卦)는 땅(地)·음토(陰土)·습(濕)·서남방(西南方)·미신월(未申月)·장하(長夏; 大暑, 立秋)를 상징합니다. 이괘(離卦)는 남방(南方; 大熱한 곳)에서 하지(夏至)에 일음(一陰)

을 생(生)하여 음기(陰氣)를 기르는 일을 도와주며 곤괘(坤卦)는 이괘(離卦)의 우측에서 이를 도와주고 있습니다.

곤괘(坤卦)는 본성이 음(陰)인 땅[평지]을 상징하고 3개의 효(爻)가 모두 끊어진 모양이므로 땅의 부드러운 기운을 나타내고 있습니다. 곤토(坤土)는 습열(濕熱)한 서남방에서 만물을 모두 수용하는 덕(德)을 지니게 됩니다.

【비(脾)와 곤괘(坤卦)】

곤괘(坤卦)는 장하절(長夏節)과 비(脾)에 배속되고 땅을 상징하며, 화토동포(火土同胞)의 원리로 땅에서 습열(濕熱)이 생(生)하는 것을 상징하고, 3효(爻)가 모두 음(陰)이므로 비(脾)가 일신(一身)의 습기(濕氣)를 주관하게 됩니다.

인신(人身)에서 육부(六腑)가 있는 복부(腹部)에 곤괘(坤卦)를 비유하는데, 복부(腹部)에는 위장(胃腸)·소장(小腸)·대장(大腸)이 있고 모두 가운데가 비어있어 음식물을 수납할 수 있습니다. 즉, 곤괘(坤卦)의 상효(上爻)가 열려 있어 음식물을 수납하고, 중효(中爻)가 비어 있어 음식물을 일정시간 저장하였다가, 하효(下爻)가 열려 있어 소화된 음식물을 전송할 수 있는 것입니다.

【간괘(艮卦, ☶)와 토(土)】

간괘(艮卦)는 구릉(丘陵)과 산을 상징하여 양토(陽土)에 속하고, 구릉과 산은 곤토(坤土)가 상징하는 평지에 비하여 물이 적게 스며듭니다. 그러므로 산과 구릉을 이용하여 물을 막아 저수지를 만들고 필요에 따라 저장된 물을 사용할 수 있습니다.

간괘(艮卦)는 산(山)・양토(陽土)・한습(寒濕)・동북방(東北方)・축인월(丑寅月)・입춘(立春)을 상징하고, 동지(冬至)에서 생(生)한 양기(陽氣)가 상승하는 곳에 위치하여 양기(陽氣)를 기르는 것을 도와주고 있습니다.

간괘(艮卦)는 산에 속하고, 산은 평지보다 솟아있어 곤토(坤土)에 비하여 양성(陽性)을 지니며, 양효(陽爻)인 상효(上爻)는 양기(陽氣)가 생(生)하는 것을 상징하므로 초봄의 온기(溫氣)가 생(生)하여 초목(草木)의 싹이 움트는 기운을 가지게 됩니다.

【위(胃)와 간괘(艮卦)】

간괘(艮卦)는 입춘절(立春節)과 위(胃)에 배속되고, 초효(初爻)와 중효(中爻)가 음(陰)이므로 위(胃)가 음식을 받아들이고, 상효(上爻)가 양(陽)이므로 위(胃)에서 음식물의 경청(輕淸)한 기운인 위기(衛氣)와 영기(營氣)를 생(生)하게 됩니다.

그리고 간괘(艮卦)가 위치하고 있는 초봄에 양기(陽氣)가 상승하는 것과 상응하여 위(胃)에서 만들어진 위기(衛氣)・영기(營氣)・종기(宗氣)가 심폐(心肺)와 이목구비(耳目口鼻)로 상승할 수 있습니다.

【음토(陰土)・양토(陽土)의 생극(生克)】

토극수(土克水)의 관계에서 양토(陽土 ; 구릉, 산)는 물을 막아 통하지 못하게 하므로 수(水)를 극(克)할 수 있고, 음토(陰土)는 물을 극(克)하지 않고 반대로 받아들여 저장할 수 있습니다.

토생금(土生金)의 관계에서 음토(陰土)인 평지(平地)와 양토(陽土)인 산(山)은 모두 금석(金石)을 내장하고 있으므로 금(金)을 생(生)할 수 있습니다.

【비(脾)・위(胃)의 생극(生克)】

양토(陽土)에 속하는 위(胃)의 습기(濕氣)는 토극수(土克水)의 이치로 신(腎)과 방광(膀胱)의 한기(寒氣)를 조절할 수 있습니다. 그러나 음토(陰土)인 곤토(坤土)에 속하는 비(脾)의 습기(濕氣)는 신(腎)과 방광(膀胱)의 한기(寒氣)를 극(克)할 수 없고, 비(脾)는 수기(水氣)를 신(腎)과 방광(膀胱)으로 전합니다.

그리고 토생금(土生金)의 이치로 비(脾)와 위(胃)의 습기(濕氣)는 폐(肺)와 대장(大腸)으로 전하여 냉기(冷氣)를 생(生)합니다.

5. 금기(金氣)와 폐(肺)・대장(大腸)

> 금(金)에 속하는 폐(肺)・대장(大腸)과 태괘(兌卦)・건괘(乾卦)의 역리(易理)를 어떻게 이해하면 됩니까?

【태괘(兌卦, ≡)와 금(金)】

태괘(兌卦)는 음금(陰金)에 속하는데 음금(陰金)은 화기(火氣)를 받지 않고 제련되지 않은 땅 속의 광석으로 다른 물건을 자를 수 없는 부드러운 금(金)입니다. 그러므로 음금(陰金)은 정적(靜的)이며 한기(寒氣)를 생(生)합니다.

태괘(兌卦)는 택(澤) · 음금(陰金) · 량(凉) · 서방(西方) · 유월((酉月) · 추분(秋分)을 상징하고, 태괘(兌卦)의 상효(上爻)인 음(陰)은 가을에 양기(凉氣)가 하강하는 모양이고, 중효(中爻)와 초효(初爻)에는 이양(二陽)이 있어 양성(陽盛)하므로 냉기(冷氣)가 아래에까지 도달하지 못하고 조기(燥氣)가 생(生)하게 됩니다.

태괘(兌卦)의 위에 있는 음효(陰爻)는 물이 위에서 하강하는 모양이고, 아래에 있는 두 개의 양효(陽爻)는 위에서 내려오는 물을 담을 수 있는 모양이므로 못(澤)을 상징합니다.

【폐(肺)와 태괘(兌卦)】

폐(肺)는 24절기(節氣)의 기운을 상징하여 24공(孔)이 있고, 태괘(兌卦)의 상효(上爻)가 음(陰)이므로 폐(肺)는 천기(天氣)를 흡입하여 신선한 공기를 전신에 공급할 수 있습니다. 그리고 태괘(兌卦)의 초효(初爻)와 중효(中爻)가 양(陽)이므로 피부(皮膚)를 통하여 체내(體內)의 탁기(濁氣)를 밖으로 배출할 수 있습니다. 그러므로 태괘(兌卦)인 폐(肺)는 위에서 하강하는 음기(陰氣)와 아래에서 상승하는 이양(二陽)의 기운으로 호흡을 주관합니다.

태괘(兌卦)는 음금(陰金)으로 수(水)를 생(生)하는 기운을 내포하고 있고, 태택(兌澤 ; 못)에 물(水)이 모이는 것과 같이 폐(肺)는 천기(天氣)를 흡입하여 천(天)에서 생긴 무형(無形)의 공기(天氣)를 받아들입니다. 폐(肺)는 천기(天氣 ; 天一生水한 水氣)를 받아들여 전신(全身)에 공급하여 일신(一身)의 기(氣)를 주관하게 됩니다. 그러므로 폐(肺)와 피부(皮膚)는 항상 윤(潤)하게 됩니다.

【건괘(乾卦, ☰)와 금(金)】

건괘(乾卦)는 양금(陽金)에 속하는데 양금(陽金)은 화기(火氣)의 힘을 얻어 제련된 금(金)으로 칼과 같이 냉엄한 기운을 가진 강한 금(金)입니다. 그러므로 양금(陽金)은 동적(動的)이며, 양금(陽金)에 속하는 칼은 다른 물건을 자르므로 이익을 얻고, 냉기(冷氣)를 생(生)하지 않으면 자를 수 없습니다.

건괘(乾卦)는 하늘(天)·양금(陽金)·양한(凉寒)·서북방(西北方)·술해월(戌亥月)·입동(立冬)을 상징하고, 3개의 효(爻)가 모두 양(陽)으로 조기(燥氣)를 가지고 있습니다.

일반적으로 금(金)은 많은 열(熱)을 만나면 연약해지고, 많은 한(寒)을 만나면 강건해지며, 연약(軟弱)한 금(金)은 사용이 적고, 강건(剛健)한 금(金)은 사용이 많습니다.

【대장(大腸)과 건괘(乾卦)】

폐(肺)의 모장(牡臟)인 대장(大腸)은 장부(臟腑)의 제일 아래에 위치하여 폐(肺)가 받아들여 장부(臟腑)가 사용하고 남은 천기(天氣 ; 濁氣)를 받아들입니다. 대장(大腸)은 건괘(乾卦)의 강건(剛健)한 조기(燥氣)를 이용하여 소장(小腸)으로부터 전해진 소화물(消化物)에서 수분을 건조시켜 진액(津液)을 흡수하게 됩니다. 그리고 남은 소화물(消化物)의 찌꺼기는 대변(大便)이 되고 대장(大腸)은 양명(陽明) 합문(闔門)의 기운으로 대변을 일정시간 저장하였다가 폐(肺)의 조종을 받아 밖으로 배출합니다. 즉 폐(肺)가 오장(五臟)의 제일 위에서 천기(天氣)를 받아 일신(一身)에 공급하고 남은 탁기(濁氣)를 건괘(乾卦)에 속하는 대장(大腸)이 모아 대변(大便)과 함께 땅으로 되돌리는 역할을 합니다.

【음금(陰金)・양금(陽金)의 생극(生克)】

금극목(金克木)의 관계에서 양금(陽金 ; 쇠, 칼, 톱)은 양목(陽木 ; 뿌리가 없는 나무, 땔감, 목재)을 극(克)할 수 있지만 실제로 작은 양금(陽金)은 큰 양목(陽木)을 자를 수 없으며, 음금(陰金 ; 제련되지 않은 광석)은 양목(陽木)을 극(克)할 수 없습니다.

금생수(金生水)의 관계에서 음금(陰金)은 수(水)를 생(生)할 수 있고 양금(陽金)은 수(水)를 생(生)할 수 없습니다.

일반적으로 금극목(金克木)은 양금(陽金)이 양목(陽木)을 극

(克)하는 것이고, 금생수(金生水)는 음금(陰金)이 찬 기운(水)을 생(生)하는 것입니다. 모든 쇠(金)에는 한기(寒氣 ; 水氣)를 내장하고 있기 때문에 금생수(金生水)하는 것입니다.

【폐(肺)・대장(大腸)의 생극(生克)】

양금(陽金)에 속하는 대장(大腸)의 금기(金氣)는 간(肝)과 담(膽)의 풍기(風氣)를 극(克)할 수 있고, 음금(陰金)에 속하는 폐(肺)의 금기(金氣)는 간(肝)과 담(膽)의 풍기(風氣)를 극할 수 없습니다. 그렇지만 서방의 기운이 동방으로 통하는 이치에 따라 서방에 있는 폐(肺)의 기운이 동방에 있는 간(肝)과 담(膽)으로 전해져 간담(肝膽)의 기운을 조절할 수 있습니다.

그리고 금생수(金生水)의 이치로 폐(肺)와 대장(大腸)은 금기(金氣 ; 冷氣)를 신(腎)・방광(膀胱)으로 전하여 신(腎)・방광(膀胱)이 한기(寒氣)를 주관하게 됩니다.

6. 수기(水氣)와 신(腎)・방광(膀胱)

수(水)에 속하는 신(腎)・방광(膀胱)과 감괘(坎卦)의 역리(易理)를 어떻게 이해하면 됩니까?

【감괘(坎卦, ☵)와 수(水)】

수(水)는 감괘(坎卦)에 속하는데 음양(陰陽)이 없으며, 하늘에 근원이 있으므로 위에서 아래로 흐르고, 토(土)를 의지하여 물이 있는 곳에서 없는 곳으로 흐릅니다.

그러므로 수(水)는 토(土)의 유형에 따라 흐르는 속도가 달라지고 양토(陽土)를 만나면 멈추었다가 세력을 모으면 양토(陽土)를 넘어 흐르고 일부는 음토(陰土)로 잠입하여 지하수가 됩니다.

따라서 수(水)는 하늘에서 하강하여 토(土)를 의지하여 흐르고 토(土)를 벗어나서는 흐르지 못하므로 수토(水土)가 동포(同胞)가 되는 근거가 됩니다.

감괘(坎卦)는 수(水)・한(寒)・북방(北方)・자월(子月)・동지(冬至)를 상징하고, 내부인 중효(中爻)가 양(陽)이므로 겨울철의 물이 따뜻하며, 외부인 초효(初爻)와 상효(上爻)가 음(陰)이므로 여름철의 물이 차갑습니다.

수(水)의 성질은 하강하여 함입(陷入)하고 솟아오르지 못하며, 감괘(坎卦)의 내부(中爻)가 양효(陽爻)로 막혀 있어서 물이 가득 차면 넘치고, 외부의 초효(初爻)와 상효(上爻)는 음효(陰爻)로 뚫려 있어 물이 스며들 수 있습니다.

감괘(坎卦)는 자(子)의 시간에 있고, 자시(子時)는 밤중이며, 밤중은 음기(陰氣)가 성(盛)하므로 태음(太陰)에 속합니다. 또한 감괘(坎卦)는 북방에 위치하고 북방은 차가운 곳이므로 겨울에 해당하며 한(寒)을 주관하게 됩니다.

감괘(坎卦)는 수(水)와 한(寒)을 주관하고 캄캄한 야반(夜半)을 상징하지만 감괘(坎卦)의 중간에 일양(一陽)이 있어서 비록 칠흑같이 어두운 밤중이라도 우리가 희미하게 물건을 볼 수 있습니다.

감괘(坎卦)의 외부는 유연(柔軟)하므로 음(陰)으로 표시하고, 내부인 중간은 가득 차서 과실(果實)의 핵(核)에 해당되므로 양(陽)으로 표현된 것입니다.

【신(腎) · 방광(膀胱)과 감괘(坎卦)】

감괘(坎卦)는 겨울과 신(腎) · 방광(膀胱)에 배속되고 수(水)를 주관하므로 신(腎)과 방광(膀胱)이 일신(一身)의 수(水)를 관장하게 됩니다. 감괘(坎卦)의 상하(上下)가 음효(陰爻)이므로 물이 잘 스며들 수 있어 신(腎)에 수(水)가 모이고, 중간이 양효(陽爻)로 막혀 있어 신(腎)에 스며든 수(水)가 넘치면 방광(膀胱)에 소변(小便)이 저장됩니다.

감괘(坎卦)는 중간이 양효(陽爻)이므로 양기(陽氣)를 주관하여 신(腎)이 명문(命門)의 화기(火氣)를 생(生)합니다. 그리고 신(腎)의 명문화(命門火)는 지이생화(地二生火)로 땅이 화기(火氣)를 내장(內藏)하는 것에 상응한 것입니다. 방광(膀胱)은 태양(太陽)의 한수(寒水)에 속하여 신(腎)에서 넘쳐 온 물[小便]을 받아들이고, 거양(巨陽)의 힘으로 일정량을 모았다가 폐(肺)의 천기(天氣)를 얻어 땅으로 배출합니다.

【수(水)의 생극(生克)】

수극화(水克火)의 관계에서 수(水)는 화(火)를 극할 수 있지만 적은 물로는 큰 불을 끌 수 없고, 수생목(水生木)의 관계에서 수(水)는 살아있는 나무인 음목(陰木)을 생(生)할 수 있지만 양목(陽木)을 생(生)할 수 없습니다.

【신(腎)·방광(膀胱)의 생극(生克)】

8괘(卦)의 오행(五行)에서 수화(水火)는 음양(陰陽)이 없는데 수극화(水克火)의 이치로 신(腎)과 방광(膀胱)의 한기(寒氣)는 심(心)과 소장(小腸)의 열기(熱氣)를 극(克)하여 조절할 수 있습니다.

그리고 수생목(水生木)의 이치로 신(腎)과 방광(膀胱)의 한기(寒氣)는 간(肝)과 담(膽)으로 전하여 풍기(風氣)를 생(生)할 수 있습니다.

第3節 오행(五行)의 생성변화(生成變化)와 장부(臟腑)

1. 오행(五行)의 생성변화(生成變化)와 장부(臟腑)

> 오행(五行)의 생성변화(生成變化)와 팔괘(八卦)의 변화(變化)는 어떻게 이해합니까?

선천팔괘(先天八卦)의 오행(五行) 분포와 후천팔괘(後天八卦)의 오행(五行) 분포를 보면 서로 다르게 되어 있는데, 선천(先天)은 체(體)가 되고 후천(後天)은 용(用)이 되며, 선천(先天)은 천지(天地)의 자연 요소를 배열한 것이고 후천(後天)은 천지(天地)가 교합하여 기운이 교류되는 모양을 나타낸 것입니다.

하도(河圖)의 상수(象數)에서는 오행(五行)의 상생(相生) 관계를 밝혀 만물이 생성되는 이치를 얻고, 선천팔괘(先天八卦)를 제정하여 자연 현상에서 만물이 생성되는 근본을 밝혔습니다.

낙서(洛書)의 상수(象數)에서는 오행(五行)의 상극(相克) 관계를 밝혀 만물이 변화되는 이치를 얻고, 후천팔괘(後天八卦)를 배열하여 자연 현상에서 만물이 변화되는 근본을 밝혔습니다.

한의학(韓醫學)의 오행상생(五行相生) 이론은 하도(河圖)에 근거하므로 하도(河圖)의 오행(五行)과 선천팔괘(先天八卦)의 오행(五行)을 비교하고, 오행상극(五行相克) 이론은 낙서(洛書)에 근거하므로 낙서(洛書)의 오행(五行)과 후천팔괘(後天八卦)의 오행(五行)을 비교하여 오행(五行)의 상생(相生)과 상극(相克) 관계를 차별적으로 이해할 필요가 있습니다.

8괘(卦)의 오행(五行)도 후천팔괘(後天八卦)를 기준으로 활용하지만 오행(五行)의 성질과 특성을 알기 위해서 선천(先天)과의 관계를 한(寒)·열(熱)·온(溫)·양(凉)으로 이해할 필요가 있습니다. 그 이유는 한의학에서 변증(辨證)하여 분석할 때 선천(先天)과 후천(後天)의 특성을 함께 활용하기 때문입니다.

2. 목(木)의 생성변화(生成變化)와 간(肝)·담(膽)

진목(震木)과 손목(巽木)의 생성변화(生成變化)와 간(肝)·담(膽)은 어떤 역리(易理)가 있습니까?

태금 (兌金)	건금 (乾金)	손목 (巽木)
이화 (離火)		감수 (坎水)
진목 (震木)	곤토 (坤土)	간토 (艮土)

〈선천팔괘와 오행구궁도〉

손목 (巽木)	이화 (離火)	곤토 (坤土)
진목 (震木)		태금 (兌金)
간토 (艮土)	감수 (坎水)	건금 (乾金)

〈후천팔괘와 오행구궁도〉

7 화 (七火)	2 화 (二火)	9 금 (九金)
3 목 (三木)	5, 10 토 (五, 十土)	4 금 (四金)
8 목 (八木)	1 수 (一水)	6 수 (六水)

〈하도구궁수와 오행도〉

4 금 (四金)	9 금 (九金)	2 화 (二火)
3 목 (三木)	5 토 (五土)	7 화 (七火)
8 목 (八木)	1 수 (一水)	6 수 (六水)

〈낙서구궁수와 오행도〉

【진목(震木)의 역리(易理)】

선천팔괘(先天八卦)에서 양목(陽木)인 진목(震木)은 하도(河圖)의 8목(木) 자리인 동북방에서 생성되어 음목(陰木)인 8목(木)의 기운을 갖고, 봄의 온기를 내포하고 있게 됩니다.

후천팔괘(後天八卦)에서 진괘(震卦)는 낙서(洛書)의 동방 3목(木) 자리에서 작용하고 있으므로 진목(震木)은 동방의 온기(溫氣)와 풍기(風氣)를 주관하게 됩니다. 동방은 선천팔괘(先天八卦)의 이괘(離卦) 자리이므로 진목(震木)은 동방의 따뜻한 기운과 이화(離火)의 기운을 받아 목기(木氣)를 온난하게 합니다.

그러므로 목(木)은 온기(溫氣)를 내포하고 동방의 따뜻한 봄기운으로 작용하여, 만물이 그 기운을 받아 새싹을 틔우고 활동할 수 있는 온풍(溫風)을 제공하게 됩니다.

【손목(巽木)의 역리(易理)】

태금 (兌金)	건금 (乾金)	손목 (巽木)
이화 (離火)		감수 (坎水)
진목 (震木)	곤토 (坤土)	간토 (艮土)

〈선천팔괘와 오행구궁도〉

손목 (巽木)	이화 (離火)	곤토 (坤土)
진목 (震木)		태금 (兌金)
간토 (艮土)	감수 (坎水)	건금 (乾金)

〈후천팔괘와 오행구궁도〉

7 화 (七火)	2 화 (二火)	9 금 (九金)
3 목 (三木)	5, 10 토 (五, 十土)	4 금 (四金)
8 목 (八木)	1 수 (一水)	6 수 (六水)

〈하도구궁수와 오행도〉

4 금 (四金)	9 금 (九金)	2 화 (二火)
3 목 (三木)	5 토 (五土)	7 화 (七火)
8 목 (八木)	1 수 (一水)	6 수 (六水)

〈낙서구궁수와 오행도〉

선천팔괘(先天八卦)에서 음목(陰木)인 손목(巽木)은 하도(河圖)의 9금(金) 자리인 서남방에서 생성되어 양금(陽金)인 9금(金)의 기운을 갖고, 장하(長夏)의 습기(濕氣)를 내포하고 있습니다.

후천팔괘(後天八卦)에서 손괘(巽卦)는 낙서(洛書)의 4금(金) 자리에서 작용하고 있으므로 동남방의 온기(溫氣)를 주관하게 됩니다.

그리고 동남방은 선천팔괘(先天八卦)에서 태괘(兌卦)의 자리이므로 손목(巽木)은 태괘(兌卦)의 냉기(冷氣)를 받은 목기(木氣)로 온기(溫氣)와 냉기(冷氣)가 상박(相搏)하여 풍(風)이 일어나게 합니다.

그러므로 손목(巽木)은 9금(金)에서 생성되어 냉기(冷氣)를 내포하고, 동남방의 따뜻한 봄기운과 초여름의 더운 기운으로 작용하여 만물이 더운 기운을 받아 성장할 수 있는 온풍(溫風)을 제공하게 됩니다.

【3목(木)·4금(金), 진목(震木)·손목(巽木)과 담(膽)·간(肝)】

손목(巽木)	이화(離火)	곤토(坤土)
진목(震木)		태금(兌金)
간토(艮土)	감수(坎水)	건금(乾金)

〈후천팔괘와 오행구궁도〉

4 금(四金)	9 금(九金)	2 화(二火)
3 목(三木)	5 토(五土)	7 화(七火)
8 목(八木)	1 수(一水)	6 수(六水)

〈낙서구궁수와 오행도〉

진목(震木)은 낙서(洛書)의 3목(木)에 배열되고, 손목(巽木)은 낙서(洛書)의 4금(金) 자리에 배열되어 목(木)은 후천(後天)에서 3목(木)의 힘으로 동(動)하고 4금(金)의 힘으로 정(靜)하는 기운을 갖게 됩니다.

손괘(巽卦)에 속하는 간(肝)은 상효(上爻)와 중효(中爻)의 양기(陽氣)에 상응하여 산혈(散血)하고, 초효(初爻)의 음기(陰氣)에 상응하여 장혈(藏血)을 주관합니다. 그리고 간(肝)은 목(木)의 풍기(風氣)를 이용하여 진액(津液)을 전신에 공급하고 근(筋)과 관절(關節)을 윤택하게 합니다.

진괘(震卦)에 속하는 담(膽)은 선천(先天 ; 離卦)의 화기(火氣)를 얻어 상화(相火)를 간직하고, 진괘(震卦)의 천간납갑(天干納甲)인 경금(庚金)의 기운을 받아 금정(金精)인 담즙(膽汁)을 저장하였다가 상화(相火)의 작용으로 담즙을 분사합니다.

진괘(震卦)와 손괘(巽卦)는 후천(後天)에서 동방의 온기(溫氣)와 동남방의 온열(溫熱)의 기운을 주관하여 담(膽)이 상화(相火)를 갖게 됩니다. 그리고 담(膽)은 봄의 풍기(風氣)를 이용하여 전신(全身)에 온열(溫熱)한 기운을 전하고, 경금(庚金)의 금기(金氣)를 이용하여 결단(決斷)을 행(行)하게 합니다.

3. 화(火)의 생성변화(生成變化)와 심(心)·소장(小腸)

이화(離火)의 생성변화(生成變化)와 심(心)·소장(小腸)은 어떤 역리(易理)가 있습니까?

【이화(離火)의 역리(易理)】

태금(兌金)	건금(乾金)	손목(巽木)
이화(離火)		감수(坎水)
진목(震木)	곤토(坤土)	간토(艮土)

〈선천팔괘와 오행구궁도〉

손목(巽木)	이화(離火)	곤토(坤土)
진목(震木)		태금(兌金)
간토(艮土)	감수(坎水)	건금(乾金)

〈후천팔괘와 오행구궁도〉

7 화(七火)	2 화(二火)	9 금(九金)
3 목(三木)	5, 10 토(五, 十土)	4 금(四金)
8 목(八木)	1 수(一水)	6 수(六水)

〈하도구궁수와 오행도〉

4 금(四金)	9 금(九金)	2 화(二火)
3 목(三木)	5 토(五土)	7 화(七火)
8 목(八木)	1 수(一水)	6 수(六水)

〈낙서구궁수와 오행도〉

선천팔괘(先天八卦)에서 이화(離火)는 하도(河圖)의 3목(木) 자리인 동방에서 생성되어 목생화(木生火)의 이치를 갖고 동방의 목기(木氣)를 내포하고 있게 됩니다.

후천팔괘(後天八卦)에서 이괘(離卦)는 남방의 열기(熱氣)를 주관하고, 남방은 낙서(洛書)의 9금(金) 자리이므로 금기(金氣)를 내포하게 됩니다. 그리고 남방은 선천팔괘(先天八卦)에서 건괘(乾卦)의 자리이고 화기(火氣)는 더운 기운으로 남방(乾卦)에 상승하여 대기를 온난하게 만듭니다.

그러므로 이화(離火)는 선천(先天)의 동방 목(木)에서 생성되어 목기(木氣)를 내포하고, 후천(後天)에서 남방의 더운 기운을 받아 만물을 성장시킬 수 있는 따뜻한 공기를 제공하게 됩니다.

【9금(金), 이화(離火)와 심(心)·소장(小腸)】

손목 (巽木)	이화 (離火)	곤토 (坤土)
진목 (震木)		태금 (兌金)
간토 (艮土)	감수 (坎水)	건금 (乾金)

〈후천팔괘와 오행구궁도〉

4 금 (四金)	9 금 (九金)	2 화 (二火)
3 목 (三木)	5 토 (五土)	7 화 (七火)
8 목 (八木)	1 수 (一水)	6 수 (六水)

〈낙서구궁수와 오행도〉

선천하도(先天河圖)에서 목(木)의 힘을 얻어 상승하는 화기(火氣 ; 離卦)는 후천낙서(後天洛書)에서 9금(金)의 자리에 배열되었습니다. 그러므로 이괘(離卦)는 낙서(洛書)에서 남방의 열기(熱氣)를 관장하고 금기(金氣)의 영향을 받게 됩니다.

이괘(離卦)에 속하는 심(心)은 남방의 열기(熱氣)를 주관하여 혈(血)을 따뜻하게 하고, 금기(金氣)의 영향을 받은 혈(血)은 폐(肺)가 주관하는 기(氣)를 따라 운행하므로 혈종기(血從氣)하게 됩니다.

그리고 심(心)은 이괘(離卦)가 있는 남방의 열기(熱氣)를 주관하여 심장(心臟)을 계속 움직이게 하고 전신(全身)의 혈맥(血脈)을 관장합니다. 이괘(離卦)의 선천하도(先天河圖)인 동방 목기(木氣 ; 肝의 散血 · 藏血하는 氣運)를 받아 혈(血)과 열(熱)을 전신(全身)으로 운행시켜 심(心)의 군화(君火)를 온몸에 베풀어 생명을 유지하게 합니다.

이괘(離卦)에 속하는 소장(小腸)은 위(胃)로부터 전해진 소화물(消化物)을 이괘(離卦)의 선천(先天)인 동방 목기(木氣 ; 膽, 三焦)에서 나오는 소양상화(少陽相火)의 힘과 이괘(離卦)의 남방 열기(熱氣)를 이용하여 혈(血 ; 津液)을 생산하고 심장(心臟)을 보필하게 됩니다.

4. 토(土)의 생성변화(生成變化)와 비(脾) · 위(胃)

곤토(坤土)와 간토(艮土)의 생성변화(生成變化)와 비(脾) · 위(胃)는 어떤 역리(易理)가 있습니까?

【곤토(坤土)의 역리(易理)】

태금 (兌金)	건금 (乾金)	손목 (巽木)
이화 (離火)		감수 (坎水)
진목 (震木)	곤토 (坤土)	간토 (艮土)

〈선천팔괘와 오행구궁도〉

손목 (巽木)	이화 (離火)	곤토 (坤土)
진목 (震木)		태금 (兌金)
간토 (艮土)	감수 (坎水)	건금 (乾金)

〈후천팔괘와 오행구궁도〉

7 화 (七火)	2 화 (二火)	9 금 (九金)
3 목 (三木)	5, 10 토 (五, 十土)	4 금 (四金)
8 목 (八木)	1 수 (一水)	6 수 (六水)

〈하도구궁수와 오행도〉

4 금 (四金)	9 금 (九金)	2 화 (二火)
3 목 (三木)	5 토 (五土)	7 화 (七火)
8 목 (八木)	1 수 (一水)	6 수 (六水)

〈낙서구궁수와 오행도〉

선천팔괘(先天八卦)에서 음토(陰土)인 곤토(坤土)는 하도(河圖)의 1수(水) 자리인 북방에서 생성되어 수(水)의 기운을 갖고, 겨울의 차가운 기운을 내포하게 됩니다.

후천팔괘(後天八卦)에서 곤괘(坤卦)는 낙서(洛書)의 서남방인 2화(火)의 자리에서 작용하고 있으므로 토(土)는 서남방의 습기(濕氣)가 많은 더운 기운을 주관하게 됩니다. 선천팔괘(先天八卦)에서 서남방은 손괘(巽卦)의 자리이므로 습기(濕氣)가 많은 손풍(巽風)의 기운을 받아 토기(土氣)는 습기(濕氣)가 많고 따뜻하게 됩니다.

그러므로 토(土)는 수(水)에서 생성되어 차가운 기운을 내포하고, 서남방의 습기(濕氣)가 많고 더운 장하(長夏)의 기운으로 작용하여 만물이 성숙할 수 있는 습열(濕熱)의 기운을 제공하게 됩니다.

【간토(艮土)의 역리(易理)】

태금(兌金)	건금(乾金)	손목(巽木)
이화(離火)		감수(坎水)
진목(震木)	곤토(坤土)	간토(艮土)

〈선천팔괘와 오행구궁도〉

손목(巽木)	이화(離火)	곤토(坤土)
진목(震木)		태금(兌金)
간토(艮土)	감수(坎水)	건금(乾金)

〈후천팔괘와 오행구궁도〉

7 화(七火)	2 화(二火)	9 금(九金)
3 목(三木)	5, 10 토(五, 十土)	4 금(四金)
8 목(八木)	1 수(一水)	6 수(六水)

〈하도구궁수와 오행도〉

4 금(四金)	9 금(九金)	2 화(二火)
3 목(三木)	5 토(五土)	7 화(七火)
8 목(八木)	1 수(一水)	6 수(六水)

〈낙서구궁수와 오행도〉

선천팔괘(先天八卦)에서 양토(陽土)인 간토(艮土)는 하도(河圖)의 6수(水) 자리인 서북방에서 생성되어 수(水)의 기운을 갖고, 늦가을의 서늘한 기운을 내포하게 됩니다.

후천팔괘(後天八卦)에서 간괘(艮卦)는 낙서(洛書)의 동북방인 8목(木)의 자리에서 작용하고 있으므로 간토(艮土)는 동북방에서 온기(溫氣)가 생(生)하는 기운을 받게 됩니다. 동북방은 선천팔괘(先天八卦)에서 진괘(震卦)의 자리이므로 상승하는 지기(地氣)를 받아 온기(溫氣)가 생기게 됩니다.

간토(艮土)는 선천(先天)에서 서북방의 수기(水氣)를 바탕으로 생성되어 서늘한 기운을 내포하고, 후천(後天)에서 동북방의 온기(溫氣)가 생(生)하는 초봄의 기운으로 작용하므로 만물이 생성할 수 있는 수기(水氣)와 온기(溫氣)를 제공하게 됩니다.

【8목(木)・2화(火), 곤토(坤土)・간토(艮土)와 비(脾)・위(胃)】

손목 (巽木)	이화 (離火)	곤토 (坤土)
진목 (震木)		태금 (兌金)
간토 (艮土)	감수 (坎水)	건금 (乾金)

〈후천팔괘와 오행구궁도〉

4 금 (四金)	9 금 (九金)	2 화 (二火)
3 목 (三木)	5 토 (五土)	7 화 (七火)
8 목 (八木)	1 수 (一水)	6 수 (六水)

〈낙서구궁수와 오행도〉

곤토(坤土)는 낙서(洛書)의 2화(火)에, 간토(艮土)는 8목(木)에 배열되므로 토(土)는 후천(後天)에서 동북방의 온기(溫氣 ; 상승하는 地氣)와 서남방의 습열(濕熱)의 기운을 얻고, 목기(木氣 ; 洛書의 8자리)와 화기(火氣 ; 洛書의 2자리)의 영향을 받게 됩니다.

곤토(坤土)에 속하는 비(脾)는 습기(濕氣)를 관장하여 비(脾)가 주관하는 전신(全身)의 기육(肌肉)이 수기(水氣)로 충실하게 됩니다. 비(脾)는 목기(木氣 ; 先天 巽卦)를 이용하여 수곡(水穀)의 진액(津液)을 주관하고, 화기(火氣 ; 洛書의 2자리)와 습열(濕熱 ; 서남방)을 이용하여 서남방의 습기(濕氣)와 2화(火)의 열기(熱氣)를 전신의 기육(肌肉)에 공급합니다. 그런데 이는 비토(脾土)가 습(濕)인 수토(水土)와 열(熱)인 화토(火土)에서 동포(同胞)하고 있음을 나타내고 있습니다.

간토(艮土)에 속하는 위(胃)는 수곡(水穀)을 수납하며 목(木)의 온기(溫氣)와 화(火)의 열기(熱氣)를 이용하여 소화된 곡기(穀氣)인 위기(衛氣), 영기(營氣), 종기(宗氣)를 전신으로 운송합니다.

5. 금(金)의 생성변화(生成變化)와 폐(肺)·대장(大腸)

태금(兌金)과 건금(乾金)의 생성변화(生成變化)와 폐(肺)·대장(大腸)은 어떤 역리(易理)가 있습니까?

【태금(兌金)의 역리(易理)】

태금(兌金)	건금(乾金)	손목(巽木)
이화(離火)		감수(坎水)
진목(震木)	곤토(坤土)	간토(艮土)

〈선천팔괘와 오행구궁도〉

손목(巽木)	이화(離火)	곤토(坤土)
진목(震木)		태금(兌金)
간토(艮土)	감수(坎水)	건금(乾金)

〈후천팔괘와 오행구궁도〉

7 화 (七火)	2 화 (二火)	9 금 (九金)
3 목 (三木)	5, 10 토 (五, 十土)	4 금 (四金)
8 목 (八木)	1 수 (一水)	6 수 (六水)

〈하도구궁수와 오행도〉

4 금 (四金)	9 금 (九金)	2 화 (二火)
3 목 (三木)	5 토 (五土)	7 화 (七火)
8 목 (八木)	1 수 (一水)	6 수 (六水)

〈낙서구궁수와 오행도〉

선천팔괘(先天八卦)에서 음금(陰金)인 태금(兌金)은 하도(河圖)의 7화(火) 자리인 동남방에서 생성되어 화(火)의 기운을 갖고, 늦봄과 초여름의 온열(溫熱)한 기운을 내포하고 있게 됩니다.

후천팔괘(後天八卦)에서 태괘(兌卦)는 낙서(洛書)의 서방인 7화(火)의 자리에서 작용하고 있으므로 금(金)은 서방의 조열(燥熱)한 기운을 주관하게 됩니다. 그리고 서방은 선천팔괘(先天八卦)의 감괘(坎卦) 자리이므로 금(金)은 감수(坎水)의 찬 기운을 받아 메마르고 서늘한 기운을 갖게 됩니다.

그러므로 금(金)은 화(火)에서 생성되어 온열(溫熱)한 기운을 내포하고, 서방의 서늘한 가을 기운으로 작용하므로 만물이 결실을 맺게 할 수 있는 조량(燥凉)한 기운을 제공하게 됩니다.

【건금(乾金)의 역리(易理)】

태금 (兌金)	건금 (乾金)	손목 (巽木)
이화 (離火)		감수 (坎水)
진목 (震木)	곤토 (坤土)	간토 (艮土)

〈선천팔괘와 오행구궁도〉

손목 (巽木)	이화 (離火)	곤토 (坤土)
진목 (震木)		태금 (兌金)
간토 (艮土)	감수 (坎水)	건금 (乾金)

〈후천팔괘와 오행구궁도〉

7 화 (七火)	2 화 (二火)	9 금 (九金)
3 목 (三木)	5, 10 토 (五, 十土)	4 금 (四金)
8 목 (八木)	1 수 (一水)	6 수 (六水)

〈하도구궁수와 오행도〉

4 금 (四金)	9 금 (九金)	2 화 (二火)
3 목 (三木)	5 토 (五土)	7 화 (七火)
8 목 (八木)	1 수 (一水)	6 수 (六水)

〈낙서구궁수와 오행도〉

선천팔괘(先天八卦)에서 양금(陽金)인 건금(乾金)은 하도(河圖)의 2화(火) 자리인 남방에서 생성되어 화(火)의 기운을 갖고, 여름의 더운 기운을 내포하게 됩니다.

후천팔괘(後天八卦)에서 건괘(乾卦)는 낙서(洛書)에서 서북방의 6수(水) 자리에서 작용하고 있으므로 건금(乾金)은 서북방의 냉기(冷氣)를 주관하게 되고, 서북방은 선천팔괘(先天八卦)에서 간괘(艮卦)의 자리이므로 건금(乾金)은 간토(艮土 ; 先天 서북방의 冷氣)의 찬 기운(冷氣)을 받아 냉엄(冷嚴)한 기운을 갖게 됩니다.

건금(乾金)은 화(火 ; 先天 남방의 熱氣)에서 생성되어 열기

(熱氣)를 내포하고, 서북방(後天의 乾卦자리)의 늦가을 기운(冷氣)으로 작용하므로 만물이 결실을 맺어 수확할 수 있는 기운(씨앗 ; 熱氣를 응축시키는 冷氣)을 제공하게 됩니다.

【6수(水)・7화(火), 건금(乾金)・태금(兌金)과 폐(肺)・대장(大腸)】

손목 (巽木)	이화 (離火)	곤토 (坤土)
진목 (震木)		태금 (兌金)
간토 (艮土)	감수 (坎水)	건금 (乾金)

〈후천팔괘와 오행구궁도〉

4 금 (四金)	9 금 (九金)	2 화 (二火)
3 목 (三木)	5 토 (五土)	7 화 (七火)
8 목 (八木)	1 수 (一水)	6 수 (六水)

〈낙서구궁수와 오행도〉

건금(乾金)은 낙서(洛書)의 6수(水)에 배열되고, 태금(兌金)은 낙서(洛書)의 7화(火) 자리에 배열되는데 선천하도(先天河圖)에서 화(火)의 힘을 얻어 생성된 금기(金氣)가 후천(洛書)에서 서방의 양기(凉氣)와 서북방의 냉기(冷氣)를 관장하고, 수기(水氣)와 화기(火氣)의 영향을 받게 됩니다.

태괘(兌卦)에 속하는 폐(肺)는 서방의 양기(凉氣)를 주관하며 숙살(肅殺)의 기운으로 피부와 위기(衛氣)를 관장하여 사기(邪氣)의 침입을 막습니다.

또한 폐(肺)는 4금(金 ; 先天 兌卦의 자리)의 수렴(收斂)하는 기운으로 흡기(吸氣)를 주관하고, 7화(火 ; 後天 兌卦의 자리)의 발산(發散)하는 기운으로 호기(呼氣)를 주관합니다. 그리고 폐(肺)를 주관하는 태괘(兌卦)는 후천낙서(後天洛書) 7화(火)의 자리에서 화기(火氣)를 지속적으로 받으므로 폐(肺)가 호흡을 계속하게 됩니다.

건괘(乾卦)에 속하는 대장(大腸)은 서방의 양기(凉氣)와 조기(燥氣)를 주관하여 대변을 만들고, 화기(火氣)로 대변을 건조시키고 폐기(肺氣)를 이용하여 대변을 배설합니다.

6. 수(水)의 생성변화(生成變化)와 신(腎)·방광(膀胱)

감수(坎水)의 생성변화(生成變化)와 신(腎)·방광(膀胱)은 어떤 역리(易理)가 있습니까?

태금 (兌金)	건금 (乾金)	손목 (巽木)
이화 (離火)		감수 (坎水)
진목 (震木)	곤토 (坤土)	간토 (艮土)

〈선천팔괘와 오행구궁도〉

손목 (巽木)	이화 (離火)	곤토 (坤土)
진목 (震木)		태금 (兌金)
간토 (艮土)	감수 (坎水)	건금 (乾金)

〈후천팔괘와 오행구궁도〉

7 화 (七火)	2 화 (二火)	9 금 (九金)
3 목 (三木)	5, 10 토 (五, 十土)	4 금 (四金)
8 목 (八木)	1 수 (一水)	6 수 (六水)

〈하도구궁수와 오행도〉

4 금 (四金)	9 금 (九金)	2 화 (二火)
3 목 (三木)	5 토 (五土)	7 화 (七火)
8 목 (八木)	1 수 (一水)	6 수 (六水)

〈낙서구궁수와 오행도〉

【감수(坎水)의 역리(易理)】

선천팔괘(先天八卦)에서 감수(坎水)는 하도(河圖)의 4금(金) 자리인 서방에서 생성되어 금생수(金生水)의 이치를 갖고, 서방의 금기(金氣)를 내포하고 있게 됩니다.

후천팔괘(後天八卦)에서 감수(坎水)는 낙서(洛書)의 1수(水) 자리인 북방에서 작용하고 있으므로 수(水)는 북방의 한기(寒氣)를 주관하게 됩니다. 그리고 북방은 선천팔괘(先天八卦)에서 곤괘(坤卦) 자리이므로 수기(水氣)는 북방의 찬 기운을 갖고 아래로 하강하여 땅(坤土) 속으로 스며들어 지하수가 됩니다.

수(水)는 금(金)에서 생성되어 한기(寒氣)를 내포하고 있으므로, 북방의 추운 겨울 기운으로 작용합니다. 그래서 땅속으로 스며든 물은 땅을 윤택하게 만들고 땅이 만물을 생성할 수 있도록 합니다.

【1수(水), 감수(坎水)와 신(腎)·방광(膀胱)】

손목 (巽木)	이화 (離火)	곤토 (坤土)
진목 (震木)		태금 (兌金)
간토 (艮土)	감수 (坎水)	건금 (乾金)

〈후천팔괘와 오행구궁도〉

4 금 (四金)	9 금 (九金)	2 화 (二火)
3 목 (三木)	5 토 (五土)	7 화 (七火)
8 목 (八木)	1 수 (一水)	6 수 (六水)

〈낙서구궁수와 오행도〉

감수(坎水)는 낙서(洛書)의 1수(水)의 자리에 배열되고 선천(先天)에서 서방의 금기(金氣)를 받아 생성된 수기(水氣)는 북방의 한기(寒氣)를 관장하게 됩니다.

감괘(坎卦)에 속하는 신(腎)은 북방의 한기(寒氣)를 주관하여 골(骨)을 단단하게 하고, 정(精)을 뇌(腦)와 골수(骨髓)에 보관하는 냉동창고의 기능을 합니다.

방광(膀胱)은 북방 감괘(坎卦)의 작용으로 한수(寒水)를 주관하는데 수곡(水穀)의 남은 수기(水氣)를 저장하였다가 감괘(坎卦)의 선천(先天)인 서방 금기(金氣 ; 兌金인 肺의 기운)를 받아 체외로 배설하게 됩니다.

第4節 팔괘(八卦)의 납갑(納甲)

1. 팔괘(八卦)의 납갑(納甲) 제정(制定)

팔괘(八卦)의 납갑(納甲)을 어떻게 이해할 수 있습니까?

팔괘(八卦)	천간납갑(天干納甲)	지지납갑(地支納甲)
건금(乾金)	내괘-갑(甲) 외괘-임(壬)	자인진오신술(子寅辰午申戌)
곤토(坤土)	내괘-을(乙) 외괘-계(癸)	미사묘축해유(未巳卯丑亥酉)
감수(坎水)	무(戊)	인진오신술자(寅辰午申戌子)
이화(離火)	기(己)	묘축해유미사(卯丑亥酉未巳)
진목(震木)	경(庚)	자인진오신술(子寅辰午申戌)
손목(巽木)	신(辛)	축해유미사묘(丑亥酉未巳卯)
태금(兌金)	정(丁)	사묘축해유미(巳卯丑亥酉未)
간토(艮土)	병(丙)	진오신술자인(辰午申戌子寅)

〈8괘(卦)의 납갑(納甲)〉

천지(天地)의 오행(五行) 기운이 각 괘(卦)에 어떻게 작용하고 있는가를 이해하기 위하여 8괘(卦)에 상(象)과 수(數)를 배정하고, 천간(天干)과 지지(地支)를 배속하여 납갑(納甲)을 제정하였습니다. 그러므로 8괘(卦)의 납갑(納甲)을 통해 괘(卦)가 갖고 있는 음양(陰陽) 변화의 특성을 천간(天干)과 지지(地支)로써 해석하게 되었습니다.

납갑(納甲)이라는 것은 각(角)을 맞춘다는 것이고, 갑(甲)이라는 것은 갑자(甲子)를 말합니다. 갑자(甲子)는 천간(天干)과 지지(地支)를 배합한 것으로 갑자(甲子), 을축(乙丑) 등으로 이어지는 60갑자(甲子)의 시작이므로 납갑(納甲)의 갑(甲)에는 시작한다는 의미가 있습니다.

또한 납갑(納甲)은 일월(日月)의 운동을 기준으로 8괘(卦)에 천간(天干)과 지지(地支)를 배속한 것으로, 8괘(卦)의 납갑(納甲)을 이용하여 각 괘(卦)에 내포된 천지(天地)의 변화 이치를 알 수 있습니다.

【납갑(納甲)의 제정(制定)】

8괘(卦)의 납갑(納甲)을 『명도역경(明道易經)』에서는 "문왕(文王)이 천문(天文)과 지리(地理)를 근거로 8괘(卦)의 이치를 이해하기 위하여 제정하였다" 하였으며, 『주역참동계(周易參同契)』에서 위백양(魏伯陽)이 언급하였다고 합니다.

납갑(納甲)은 천지(天地)의 덕(德)으로 태어난 만물이 하늘과 땅의 성품을 얼마나 닮았는지 알기 위하여 만들어진 것입니다.

납갑(納甲)은 천문(天文)과 지리(地理)를 근거로 8괘(卦)의 이치를 이해하기 위한 것으로 천간(天干)과 지지(地支)를 대성괘(大成卦)의 6개 효(六爻)에 각각 배열하여 놓은 것입니다. 십간(十干)을 8괘(卦)에 나누어 배속하고 십간(十干)의 처음인 '甲'을 운용하였으므로 '納甲'이라 합니다.

【천간(天干) 납갑(納甲)】

天干의 순서에 따라 갑(甲 ; 乾의 內卦)·을(乙 ; 坤의 內卦)·병(丙 ; 艮卦)·정(丁 ; 兌卦)·무(戊 ; 坎卦)·기(己 ; 離卦)·경(庚 ; 震卦)·신(辛 ; 巽卦)·임(壬 ; 乾의 外卦)·계(癸 ; 坤의 外卦)에 배열합니다. 건괘(乾卦)와 곤괘(坤卦)에 2개의 천간(天干)이 납(納)하는 것은 천(天)과 지(地)가 크기 때문입니다.

그러므로 건(乾)은 갑(甲)·임(壬)을 납하고, 곤(坤)은 을(乙)·계(癸)를 납하며, 진(震)은 경(庚), 손(巽)은 신(辛), 감(坎)은 무(戊), 이(離)는 기(己), 간(艮)은 병(丙), 태(兌)는 정(丁)을 납(納)합니다.

【지지(地支)의 납갑(納甲)】

음양(陰陽)의 특성에 따라, 여섯 개의 지지(地支)를 시작하는 지지(地支)에서부터 순서에 따라 한 개씩 건너뛰어 초효(初爻)부터 순차적으로 육효(六爻)에 배열합니다.

양(陽)에 속하는 자(子)·인(寅)·진(辰)·오(午)·신(申)·술(戌)은 순(順)방향으로 배열하고, 음(陰)에 속하는 축(丑)·해(亥)·유(酉)·미(未)·사(巳)·묘(卯)는 역(逆)방향으로 배열합니다.

지지(地支)의 납갑(納甲)을 붙이는 방법은 양괘(陽卦)는 양지지(陽地支)를 순행(順行)하여 붙이고 음괘(陰卦)는 음지지(陰地支)를 역행(逆行)하여 붙입니다.

2. 대장(大腸)과 건괘(乾卦)의 납갑(納甲)

대장(大腸)과 건괘(乾卦)의 납갑(納甲)은 어떤 관계가 있습니까?

【건괘(乾卦)의 납갑(納甲)】

내괘(內卦)→갑(甲)・자인진(子寅辰), 외괘(外卦)→임(壬)・오신술(午申戌)

외괘(外卦) 임(壬)	술(戌)	위(胃)	→ 임술(壬戌)
	신(申)	대장(大腸)	→ 임신(壬申)
	오(午)	소장(小腸)	→ 임오(壬午)
내괘(內卦) 갑(甲)	진(辰)	위(胃)	→ 갑진(甲辰)
	인(寅)	담(膽)	→ 갑인(甲寅)
	자(子)	방광(膀胱)	→ 갑자(甲子)

【대장(大腸)과 건괘(乾卦)의 납갑(納甲)】

초효(初爻) : 자(子) → 대장(大腸)은 금생수(金生水)로 방광(膀胱)에게 기운을 전하게 됩니다.

이효(二爻) : 인(寅) → 대장(大腸)은 금극목(金克木)으로 담(膽)의 기운을 조절합니다.

삼효(三爻) : 진(辰), 상효(上爻) : 술(戌) → 대장(大腸)은 토생금(土生金)으로 위(胃)의 기운을 받습니다.

사효(四爻) : 오(午) → 대장(大腸)은 화극금(火克金)으로 소장(小腸)의 조절을 받게 됩니다.

오효(五爻) : 신(申) → 대장(大腸)은 양금(陽金)의 조기(燥氣)를 받게 됩니다.

【건괘(乾卦)의 천간(天干) 납갑(納甲)】

건괘(乾卦)의 둥글기가 보름달과 같고, 달이 뜨는 방향이 15일 저녁에는 갑(甲)의 방향에 있으므로 건괘(乾卦)가 천간(天干)의 갑(甲)을 납(納)하게 됩니다.

건괘(乾卦)는 양금(陽金)으로 천(天)이며 8괘(卦)의 으뜸입니다. 갑(甲)은 천간(天干)의 으뜸(首)이며 양간(陽干)의 시작이므로 건(乾)의 내괘(內卦)에 납(納)하고 외괘(外卦)에는 남은 임(壬)이 납(納)합니다. 건괘(乾卦)가 두 개의 간(干)을 납(納)하게 되는 이유는 하늘이 크기 때문입니다.

3. 비(脾)와 곤괘(坤卦)의 납갑(納甲)

비(脾)와 곤괘(坤卦)의 납갑(納甲)은 어떤 관계가 있습니까?

【곤괘(坤卦)의 납갑(納甲)】

내괘(內卦)→을(乙)・미사묘(未巳卯), 외괘(外卦)→계(癸)・축해유(丑亥酉)

외괘(外卦) 계(癸)	유(酉)	폐(肺)	→ 계유(癸酉)
	해(亥)	신(腎)	→ 계해(癸亥)
	축(丑)	비(脾)	→ 계축(癸丑)
내괘(內卦) 을(乙)	묘(卯)	간(肝)	→ 을묘(乙卯)
	사(巳)	심(心)	→ 을사(乙巳)
	미(未)	비(脾)	→ 을미(乙未)

【비(脾)와 곤괘(坤卦)의 납갑(納甲)】

초효(初爻) : 미(未), 사효(四爻) : 축(丑) → 비(脾)는 축미(丑未) 음토(陰土)의 기운을 받게 됩니다.

이효(二爻) : 사(巳) → 비(脾)는 화생토(火生土)로 심(心)의 기운을 받게 됩니다.

삼효(三爻) : 묘(卯) → 비(脾)는 목극토(木克土)로 간(肝)의 조절을 받게 됩니다.

오효(五爻) : 해(亥) → 비(脾)는 토극수(土克水)로 신(腎)의 기운을 조절합니다.

상효(上爻) : 유(酉) → 비(脾)는 토생금(土生金)으로 폐(肺)에게 기운을 전합니다.

【곤괘(坤卦)의 천간(天干) 납갑(納甲)】

그믐달이 곤괘(坤卦)의 순음(純陰)과 같고, 달이 뜨는 방향이 30일 새벽에는 을(乙)의 방향에 있어 곤괘(坤卦)가 천간(天干)의 을(乙)을 납(納)하게 됩니다.

곤괘(坤卦)는 음토(陰土)로 땅이며 크기 때문에 천간(天干)에서 음간(陰干)의 시작인 을(乙)이 내괘(內卦)에 납(納)하고, 8괘(卦)에 배속되고 남은 계(癸)가 외괘(外卦)에 납(納)합니다. 곤괘(坤卦)가 두 개의 천간(天干)을 납(納)하게 되는 이유는 땅이 크기 때문입니다.

4. 위(胃)와 간괘(艮卦)의 납갑(納甲)

위(胃)와 간괘(艮卦)의 납갑(納甲)은 어떤 관계가 있습니까?

【간괘(艮卦)의 납갑(納甲)】

내괘(內卦)·외괘(外卦) → 병(丙)·진오신 술자인(辰午申戌子寅)

	효	지지	장부	납갑
외괘(外卦) 병(丙)		인(寅)	담(膽)	→ 병인(丙寅)
		자(子)	방광(膀胱)	→ 병자(丙子)
		술(戌)	위(胃)	→ 병술(丙戌)
내괘(內卦)		신(申)	대장(大腸)	→ 병신(丙申)
		오(午)	소장(小腸)	→ 병오(丙午)
		진(辰)	위(胃)	→ 병진(丙辰)

【위(胃)와 간괘(艮卦)의 납갑(納甲)】

초효(初爻) : 진(辰), 사효(四爻) : 술(戌) → 위(胃)는 양토(陽土)의 기운을 받게 됩니다.

이효(二爻) : 오(午) → 위(胃)는 화생토(火生土)로 소장(小腸)의 기운을 받게 됩니다.

삼효(三爻) : 신(申) → 위(胃)는 토생금(土生金)으로 대장(大腸)에게 기운을 전하게 됩니다.

오효(五爻) : 자(子) → 위(胃)는 토극수(土克水)로 방광(膀胱)의 기운을 조절합니다.

상효(上爻) : 인(寅) → 위(胃)는 목극토(木克土)로 담(膽)의 조절을 받게 됩니다.

> 【간괘(艮卦)의 천간(天干) 납갑(納甲)】
>
> 25일 새벽에는 달의 모양이 간괘(艮卦 ; 엎어진 밥공기 모양)와 같고, 달이 뜨는 방향이 25일에는 병(丙)의 방향이므로 간괘(艮卦)가 천간(天干)의 병(丙)을 납(納)하게 됩니다.

5. 폐(肺)와 태괘(兌卦)의 납갑(納甲)

> 폐(肺)와 태괘(兌卦)의 납갑(納甲)은 어떤 관계가 있습니까?

【태괘(兌卦)의 납갑(納甲)】

내괘(內卦)・외괘(外卦) → 정(丁)・사묘축 해유미(巳卯丑亥酉未))

외괘(外卦)	미(未)	비(脾)	→ 정미(丁未)
	유(酉)	폐(肺)	→ 정유(丁酉)
	해(亥)	신(腎)	→ 정해(丁亥)
정(丁)	축(丑)	비(脾)	→ 정축(丁丑)
내괘(內卦)	묘(卯)	간(肝)	→ 정묘(丁卯)
	사(巳)	심(心)	→ 정사(丁巳)

【폐(肺)와 태괘(兌卦)의 납갑(納甲)】

초효(初爻) : 사(巳) → 폐(肺)는 화극금(火克金)으로 심(心)의 조절을 받게 됩니다.

이효(二爻) : 묘(卯) → 폐(肺)는 금극목(金克木)으로 간(肝)의 기운을 조절합니다.

삼효(三爻) : 축(丑), 상효(上爻) : 미(未) → 폐(肺)는 토생금(土生金)으로 비(脾)의 기운을 받게 됩니다.

사효(四爻) : 해(亥) → 폐(肺)는 금생수(金生水)로 신(腎)에게 기운을 전합니다.

오효(五爻) : 유(酉) → 폐(肺)는 음금(陰金)의 기운을 받게 됩니다.

> 【태괘(兌卦)의 천간(天干) 납갑(納甲)】
>
> 초 7일 저녁에는 달의 모양이 태괘(兌卦 ; 上爻가 끊어진 모양)와 같고, 달이 뜨는 방향이 초 7일 에는 정(丁)의 방향이므로 태괘(兌卦)가 천간(天干)의 정(丁)을 납(納)하게 됩니다.

6. 담(膽)과 진괘(震卦)의 납갑(納甲)

> 담(膽)과 진괘(震卦)의 납갑(納甲)은 어떤 관계가 있습니까?

【진괘(震卦)의 납갑(納甲)】

내괘(內卦)・외괘(外卦) → 경(庚)・자인진 오신술(子寅辰午申戌)

	지지	장부	납갑
외괘(外卦)	술(戌)	위(胃)	→ 경술(庚戌)
	신(申)	대장(大腸)	→ 경신(庚申)
	오(午)	소장(小腸)	→ 경오(庚午)
경(庚)	진(辰)	위(胃)	→ 경진(庚辰)
내괘(內卦)	인(寅)	담(膽)	→ 경인(庚寅)
	자(子)	방광(膀胱)	→ 경자(庚子)

【담(膽)과 진괘(震卦)의 납갑(納甲)】

초효(初爻) : 자(子) → 담(膽)은 수생목(水生木)으로 방광(膀胱)의 기운을 받게 됩니다.

이효(二爻) : 인(寅) → 담(膽)은 양목(陽木)의 기운을 받게 됩니다.

삼효(三爻) : 진(辰), 상효(上爻) : 술(戌) → 담(膽)은 목극토(木克土)로 위(胃)의 기운을 조절합니다.

사효(四爻) : 오(午) → 담(膽)은 목생화(木生火)로 소장(小腸)에게 기운을 전하게 됩니다.

오효(五爻) : 신(申) → 담(膽)은 금극목(金克木)으로 대장(大腸)의 조절을 받게 됩니다.

【진괘(震卦)의 天干(天干) 납갑(納甲)】

초승달의 모양이 진괘(震卦 ; 밥그릇 모양)와 같고, 달이 뜨는 방향이 초 3일 저녁에는 경(庚)의 방향이므로 진괘(震卦)가 천간(天干)의 경(庚)을 납(納)하게 됩니다.

7. 간(肝)과 손괘(巽卦)의 납갑(納甲)

간(肝)과 손괘(巽卦)의 납갑(納甲)은 어떤 관계가 있습니까?

【손괘(巽卦)의 납갑(納甲)】

내괘(內卦)·외괘(外卦) → 신(辛)·축해유 미사묘(丑亥酉未巳卯)

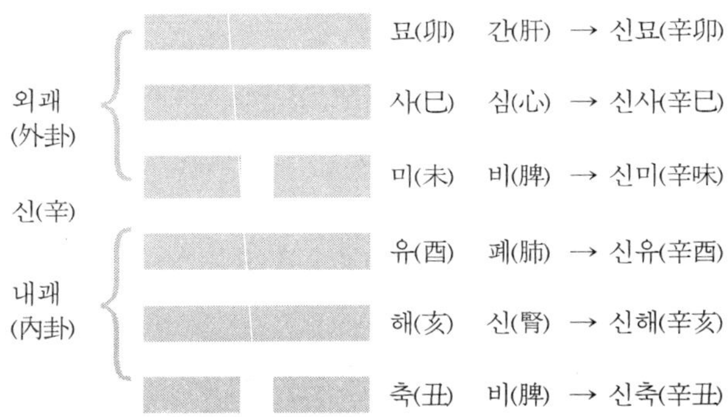

【간(肝)과 손괘(巽卦)의 납갑(納甲)】

초효(初爻) : 축(丑), 사효(四爻) : 미(未) → 간(肝)은 목극토(木克土)로 비(脾)의 기운을 조절합니다.

이효(二爻) : 해(亥) → 간(肝)은 수생목(水生木)으로 신(腎)의 기운을 받게 됩니다.

삼효(三爻) : 유(酉) → 간(肝)은 금극목(金克木)으로 폐(肺)의 조절을 받게 됩니다.

오효(五爻) : 사(巳) → 간(肝)은 목생화(木生火)로 심(心)에게 기운을 전합니다.

상효(上爻) : 묘(卯) → 간(肝)은 음목(陰木)의 기운을 받게 됩니다.

【손괘(巽卦)의 천간(天干) 납갑(納甲)】

19일 저녁에는 달의 모양이 손괘(巽卦 ; 下爻가 끊어진 모양)와 같고, 달이 뜨는 곳이 신(辛)의 방향이므로 손괘(巽卦)가 천간(天干)의 신(辛)을 납(納)하게 됩니다.

8. 신(腎) · 방광(膀胱)과 감괘(坎卦)의 납갑(納甲)

신(腎) · 방광(膀胱)과 감괘(坎卦)의 납갑(納甲)은 어떤 관계가 있습니까?

【감괘(坎卦)의 납갑(納甲)】

내괘(內卦) · 외괘(外卦) → 무(戊) · 인진오 신술자(寅辰午申戌子)

외괘(外卦)

무(戊)

내괘(內卦)

자(子) 방광(膀胱) → 무자(戊子)

술(戌) 위(胃) → 무술(戊戌)

신(申) 대장(大腸) → 무신(戊申)

오(午) 소장(小腸) → 무오(戊午)

진(辰) 위(胃) → 무진(戊辰)

인(寅) 담(膽) → 무인(戊寅)

【신(腎)·방광(膀胱)과 감괘(坎卦)의 납갑(納甲)】

초효(初爻) : 인(寅) → 신(腎)·방광(膀胱)은 수생목(水生木)으로 담(膽)에게 기운을 전합니다.

이효(二爻) : 진(辰), 오효(五爻) : 술(戌) → 신(腎)·방광(膀胱)은 토극수(土克水)로 위(胃)의 조절을 받게 됩니다.

삼효(三爻) : 오(午) → 신(腎)·방광(膀胱)은 수극화(水克火)로 소장(小腸)의 기운을 조절합니다.

사효(四爻) : 신(申) → 신(腎)·방광(膀胱)은 금생수(金生水)로 대장(大腸)으로부터 기운을 받게 됩니다.

상효(上爻) : 자(子) → 신(腎)·방광(膀胱)은 양수(陽水)인 자수(子水)의 기운을 받고 서로의 기운을 교류합니다.

【감괘(坎卦)의 천간(天干) 납갑(納甲)】 감괘(坎卦)는 달(月)의 본체(本體)이므로 달의 방위가 없고, 후천(後天)에서 선천(先天) 곤괘(坤卦)의 자리를 계승하고, 건괘(乾卦)의 기운을 이어감으로 무(戊)를 납(納)합니다.

9. 심(心)·소장(小腸)과 이괘(離卦)의 납갑(納甲)

심(心)·소장(小腸)과 이괘(離卦)의 납갑(納甲)은 어떤 관계가 있습니까?

【이괘(離卦)의 납갑(納甲)】

내괘(內卦)·외괘(外卦) → 기(己)·묘축해 유미사(卯丑亥酉未巳)

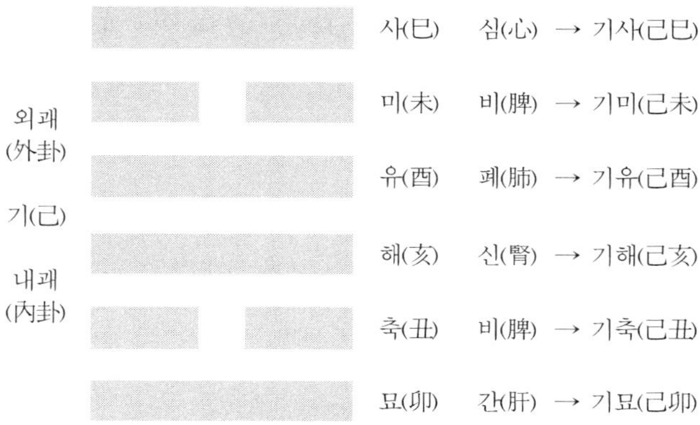

【심(心)・소장(小腸)과 이괘(離卦)의 납갑(納甲)】

초효(初爻) : 묘(卯) → 심(心)・소장(小腸)은 목생화(木生火)로 간(肝)으로부터 기운을 받게 됩니다.

이효(二爻) : 축(丑), 오효(五爻) : 미(未) → 심(心)・소장(小腸)은 화생토(火生土)로 비(脾)에게 기운을 전합니다.

삼효(三爻) : 해(亥) → 심(心)・소장(小腸)은 수극화(水克火)로 신(腎)의 조절을 받게 됩니다.

사효(四爻) : 유(酉) → 심(心)・소장(小腸)은 화극금(火克金)으로 폐(肺)의 기운을 조절합니다.

상효(上爻) : 사(巳) → 심(心)・소장(小腸)은 음화(陰火)인 사(巳)의 기운을 받고 서로의 기운을 교류합니다.

【이괘(離卦)의 천간(天干) 납갑(納甲)】

이괘(離卦)는 태양(日 ; 해)의 본체(本體)이므로 달의 방위가 없고, 후천(後天)에서 선천(先天) 건괘(乾卦)의 자리를 계승하고, 곤괘(坤卦)의 기운을 이어감으로써 기(己)를 납(納)합니다.

第5節 1년 12월 괘(卦), 24절기(節氣)의 8괘(卦) 배속(配屬)과 명의(名義)

1. 춘하추동(春夏秋冬)의 12괘(卦) 배속(配屬)

1년 12월의 괘(卦) 배속(配屬)은 어떻게 됩니까?

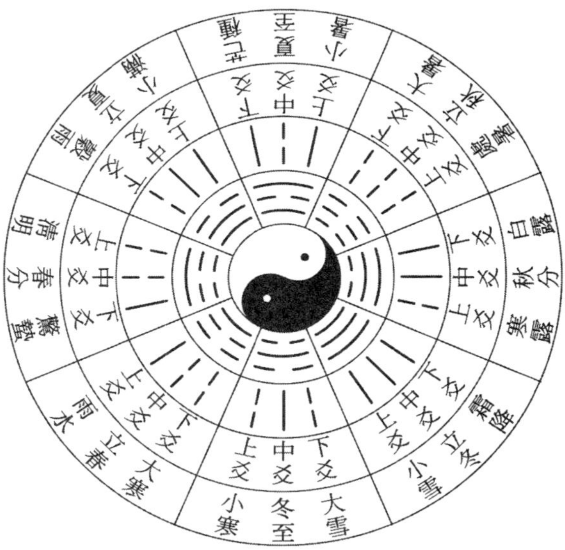

〈사정사우상절기괘효도(四正四隅象節氣卦爻圖)〉

사시	월(月)	절후(節候)	12월괘(卦)	음양차등(陰陽差等)
춘(春)	1월(寅)	입춘(立春) 우수(雨水)	지천태(地天泰)	반음반양(半陰半陽)
	2월(卯)	경칩(驚蟄) 춘분(春分)	뇌천대장(雷天大壯)	이음사양(二陰四陽)
	3월(辰)	청명(淸明) 곡우(穀雨)	택천쾌(澤天夬)	일음오양(一陰五陽)
하(夏)	4월(巳)	입하(立夏) 소만(小滿)	중천건(重天乾)	순양무음(純陽無陰)
	5월(午)	망종(亡種) 하지(夏至)	천풍구(天風姤)	오양일음(五陽一陰)
	6월(未)	소서(小暑) 대서(大暑)	천산둔(天山遯)	사양이음(四陽二陰)
추(秋)	7월(申)	입추(立秋) 처서(處暑)	천지비(天地否)	반양반음(半陽半陰)
	8월(酉)	백로(白露) 추분(秋分)	풍지관(風地觀)	이양사음(二陽四陰)
	9월(戌)	한로(寒露) 상강(霜降)	산지박(山地剝)	일양오음(一陽五陰)
동(冬)	10월(亥)	입동(立冬) 소설(小雪)	중지곤(重地坤)	순음무양(純陰無陽)
	11월(子)	대설(大雪) 동지(冬至)	지뢰복(地雷復)	오음일양(五陰一陽)
	12월(丑)	소한(小寒) 대한(大寒)	지택림(地澤臨)	사음이양(四陰二陽)

〈사시(四時)의 음양(陰陽) 분포〉

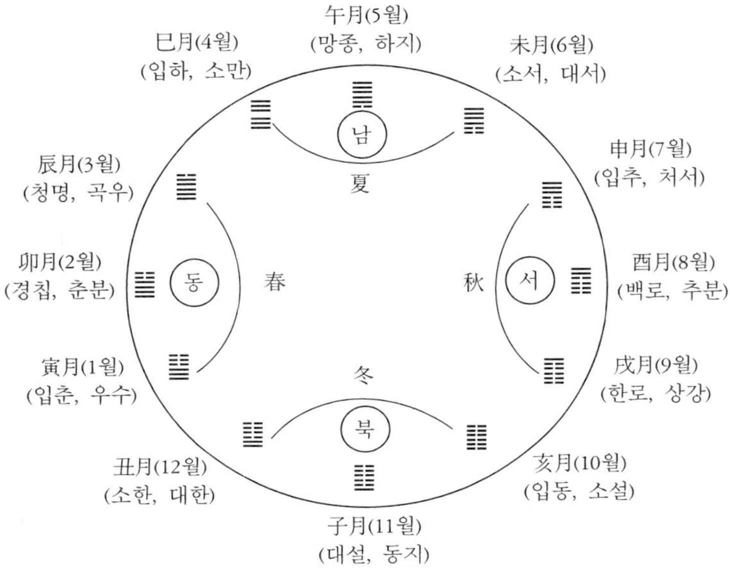

〈12월의 괘상(卦象) 및 절기(節氣) 배속〉

괘(卦)에는 세 개의 효(爻)가 있으며 한 효(爻)가 1절(節)이 되는데 8괘(卦)에는 24효(爻)가 있으므로 24절기(節氣)와 상응(相應)하고 있습니다.

24절기(節氣) 중에서 입춘(立春)·춘분(春分)·입하(立夏)·하지(夏至)·입추(立秋)·추분(秋分)·입동(立冬)·동지(冬至)를 8절(節)이라 하고, 절(節)은 모두 8괘(卦)의 중효(中爻)에 해당됩니다[p.268의 사정사우상절기괘효도 참고].

1년을 작게는 입춘(立春)·입하(立夏)·입추(立秋)·입동(立冬)의 4립(立), 하지(夏至)·동지(冬至)의 2지(至), 추분(秋分)·춘분(春分)의 2분(分)인 8절(節)로 구분하고, 크게는 24절기(節

氣)로 구분합니다. 절기(節氣)의 이름은 괘(卦)에서 뜻을 취하여 지었으므로 24절기(節氣)가 나타내는 이치는 역(易)에서 출발하였다고 볼 수 있습니다.

사람의 몸도 천지(天地)의 기운과 상통하므로 1년의 8절(節) 기운과 24절기(節氣)에 순응하여 수신(修身)하는 것이 섭생(攝生)의 근본이 됩니다.

2. 팔괘(八卦)의 24절기(節氣) 배속(配屬)

팔괘(八卦)의 성질이 일년의 한열(寒熱)과 상응(相應)하면 24절기(節氣)와는 어떤 관계가 있습니까?

곡우 입하 소만	망종 하지 소서	대서 입추 처서
청명 춘분 경칩		백로 추분 한로
우수 입춘 대한	소한 동지 대설	소설 입동 상강

〈24절기 8괘 배속도〉

손(巽) ☴	이(離) ☲	곤(坤) ☷
진(震) ☳		태(兌) ☱
간(艮) ☶	감(坎) ☵	건(乾) ☰

〈후천팔괘차서구궁배속도〉

【간괘(艮卦, ☶)와 절기(節氣)】

대한(大寒) → 간괘(艮卦)의 초효(初爻)에 배속됩니다(--).

입춘(立春) → 간괘(艮卦)의 중효(中爻)에 배속됩니다(--).

우수(雨水) → 간괘(艮卦)의 상효(上爻)에 배속됩니다(—).

그러므로 간괘(艮卦)는 대한(大寒), 입춘(立春), 우수(雨水)의 기후와 같은 한열(寒熱)의 성질을 갖게 됩니다.

【진괘(震卦, ☳)와 절기(節氣)】

경칩(驚蟄) → 진괘(震卦)의 초효(初爻)에 배속됩니다(⚊).

춘분(春分) → 진괘(震卦)의 중효(中爻)에 배속됩니다(⚋).

청명(淸明) → 진괘(震卦)의 상효(上爻)에 배속됩니다(⚋).

그러므로 진괘(震卦)는 경칩(驚蟄), 춘분(春分), 청명(淸明)의 기후와 같은 한열(寒熱)의 성질을 갖게 됩니다.

【손괘(巽卦, ☴)와 절기(節氣)】

곡우(穀雨) → 손괘(巽卦)의 초효(初爻)에 배속됩니다(⚋).

입하(立夏) → 손괘(巽卦)의 중효(中爻)에 배속됩니다(⚊).

소만(小滿) → 손괘(巽卦)의 상효(上爻)에 배속됩니다(⚊).

그러므로 손괘(巽卦)는 곡우(穀雨), 입하(立夏), 소만(小滿)의 기후와 같은 한열(寒熱)의 성질을 갖게 됩니다.

【이괘(離卦, ☲)와 절기(節氣)】

망종(亡種) → 이괘(離卦)의 초효(初爻)에 배속됩니다(⚊).

하지(夏至) → 이괘(離卦)의 중효(中爻)에 배속됩니다(⚋).

소서(小暑) → 이괘(離卦)의 상효(上爻)에 배속됩니다(⚊).

그러므로 이괘(離卦)는 망종(亡種), 하지(夏至), 소서(小暑)의 기후와 같은 한열(寒熱)의 성질을 갖게 됩니다.

【곤괘(坤卦, ☷)와 절기(節氣)】

대서(大暑) → 곤괘(坤卦)의 초효(初爻)에 배속됩니다(⚋).

입추(立秋) → 곤괘(坤卦)의 중효(中爻)에 배속됩니다(⚋).

처서(處暑) → 곤괘(坤卦)의 상효(上爻)에 배속됩니다(⚋).

그러므로 곤괘(坤卦)는 대서(大暑), 입추(立秋), 처서(處暑)의 기후와 같은 한열(寒熱)의 성질을 갖게 됩니다.

【태괘(兌卦, ☱)와 절기(節氣)】

백로(白露) → 태괘(兌卦)의 초효(初爻)에 배속됩니다(━).

추분(秋分) → 태괘(兌卦)의 중효(中爻)에 배속됩니다(━).

한로(寒露) → 태괘(兌卦)의 상효(上爻)에 배속됩니다(╍).

그러므로 태괘(兌卦)는 백로(白露), 추분(秋分), 한로(寒露)의 기후와 같은 한열(寒熱)의 성질을 갖게 됩니다.

【건괘(乾卦, ☰)와 절기(節氣)】

상강(霜降) → 건괘(乾卦)의 초효(初爻)에 배속됩니다(━).

입동(立冬) → 건괘(乾卦)의 중효(中爻)에 배속됩니다(━).

소설(小雪) → 건괘(乾卦)의 상효(上爻)에 배속됩니다(━).

그러므로 건괘(乾卦)는 상강(霜降), 입동(立冬), 소설(小雪)의 기후와 같은 한열(寒熱)의 성질을 갖게 됩니다.

【감괘(坎卦, ☵)와 절기(節氣)】

대설(大雪) → 감괘(坎卦)의 초효(初爻)에 배속됩니다(╍).

동지(冬至) → 감괘(坎卦)의 중효(中爻)에 배속됩니다(━).

소한(小寒) → 감괘(坎卦)의 상효(上爻)에 배속됩니다(╍).

그러므로 감괘(坎卦)는 대설(大雪), 동지(冬至), 소한(小寒)의 기후와 같은 한열(寒熱)의 성질을 갖게 됩니다.

【24절기(節氣)】

8괘(卦)의 절도(節度)를 절(節)이라 하고, 유행(流行)하는 기운을 기(氣)라 하며, 5일을 1후(候)라 하고, 3후를 1절(節)이라 합니다.

동서남북의 4정방(正方)에 위치하고 있는 진(震)·태(兌)·이(離)·감괘(坎卦)를 4정(正)이라 하고, 동남·동북·서남 서북의 4간방(間方)에 위치하고 있는 손(巽)·간(艮)·곤(坤)·건괘(乾卦)를 4우(隅)라 합니다.

6절(節)을 1계(季)라 하고 춘하추동(春夏秋冬)의 사계(四季)를 사시(四時)라 하며, 사계(四季)는 동서남북의 기운을 뜻합니다.

【24절기(節氣)의 선천괘(先天卦)와 후천괘(後天卦)】

24절기(節氣)는 동지(冬至)에 일양(一陽)이 생(生)하여 상승하기 시작한 후 망종(亡種) 때의 순양무음(純陽無陰)을 거치고, 하지에 일음(一陰)이 생(生)하여 하강하기 시작한 후 대설(大雪)에 순음무양(純陰無陽)이 되기까지의 한열(寒熱) 변화를 24등분 한 것입니다.

24절기(節氣)에 8괘(卦)를 배속하고 선천(先天)의 기운이 후천(後天)의 기운으로 변화하는 것을 토대로 24절기(節氣)의 이름을 붙인 것은 각 절기(節氣)가 갖고 있는 한열(寒熱)의 차등(差等)을 나타내기 위한 것으로 볼 수 있습니다.

『내경(內經)·영추(靈樞)』의『구궁팔풍편(九宮八風篇)에서 8절(節)에 불어오는 바람의 종류에 따라 인신(人身)이 병사(病邪)를 받게 되는 과정을 설명하였습니다. 그러므로 한의학(韓醫學)을 공부하기 위해서는 24절기(節氣)의 기후를 깊이 이해할 필요가 있다고 봅니다.

그래서 72후가(候歌)를 지어 생활 속에서 자연의 기후 변화에 순응하고 적풍(賊風)을 피하여 질병을 예방하게 하였습니다.

3. 봄 절기(節氣)의 명의(名義)와 팔괘(八卦)

팔괘(八卦)와 봄의 절기(節氣)인 입춘(立春), 우수(憂愁), 경칩(驚蟄), 춘분(春分), 청명(淸明), 곡우(穀雨)와는 어떤 관계가 있습니까?

태(兌) ☱	건(乾) ☰	손(巽) ☴
이(離) ☲		감(坎) ☵
진(震) ☳	곤(坤) ☷	간(艮) ☶

〈선천팔괘차서구궁배속도〉

곡우 입하 소만	망종 하지 소서	대서 입추 처서
청명 춘분 경칩		백로 추분 한로
우수 입춘 대한	소한 동지 대설	소설 입동 상강

〈24절기 8괘 배속도〉

손(巽) ☴	이(離) ☲	곤(坤) ☷
진(震) ☳		태(兌) ☱
간(艮) ☶	감(坎) ☵	건(乾) ☰

〈후천팔괘차서구궁배속도〉

【입춘(立春)과 간괘(艮卦, ☶)】

입춘(立春)은 간괘(艮卦)의 중효(中爻, --)에 해당되며, 간(艮)은 산이므로 산 속의 초목을 보고 봄을 알 수 있습니다. 간(艮)이 있는 자리는 선천팔괘(先天八卦)에서 진(震)이 있던 곳이며, 진뢰(震雷)는 양(陽)이 동(動)하는 것을 상징합니다. 진(震)은 목(木)에 속하여 동방에 온기(溫氣)가 생동(生動)하는 한편의 봄 풍경이므로 입춘(立春)이라 하였습니다.

【우수(雨水)와 간괘(艮卦, ☶)】

우수(雨水)는 간괘(艮卦)의 상효(上爻, ━)에 있는 일양(一陽)에 해당됩니다. 간(艮)이 있는 자리는 선천팔괘(先天八卦)에서 진(震)이 있던 곳이고, 진(震)의 상효(上爻)가 음(陰)이므로 진(震)은 하늘에서 음(陰)과 양(陽)이 교합(交合)하는 모습입니다. 이 모습은 음기(陰氣)가 위에서 결합하여 구름이 운행하고 비가 내리는 모양이므로 우수(雨水)라 하였습니다.

【경칩(驚蟄)과 진괘(震卦, ☳)】

경칩(驚蟄)은 진괘(震卦)의 하효(下爻, ━)에 해당되며, 진(震)은 뇌(雷)로 선천팔괘(先天八卦)에서 이(離)가 있던 곳입니다. 이(離)는 번개의 화(火 ; 불)를 상징하여 천둥이 치는 위엄이 있어 만물을 놀라게 하고 동물은 무서워 숨게 하므로 경칩(驚蟄)이라 하였습니다.

【춘분(春分)과 진괘(震卦, ☳)】

춘분(春分)은 진괘(震卦)의 중효(中爻, ╍)에 해당되며, 진(震)이 있는 자리는 선천팔괘(先天八卦)에서 이(離)가 있던 곳입니다. 진목(震木)이 이(離)의 진화(眞火)를 얻고 뿌리를 따뜻하게 하여 스스로 그 지엽(枝葉)이 무성하게 되는 모양이며, 봄의 앞과 뒤를 나누므로 춘분(春分)이라 하였습니다.

【청명(淸明)과 진괘(震卦, ☳)】

청명(淸明)은 진괘(震卦)의 상효(上爻, --)에 해당되며, 진(震)은 온기(溫氣)가 상승하는 모양입니다. 진(震)이 있는 자리는 선천팔괘(先天八卦)에서 이(離)가 있던 곳이며, 진괘(震卦)의 상효(上爻)가 이(離)의 빛을 얻어 맑고 밝으므로 청명(淸明)이라 하였습니다.

【곡우(穀雨)와 손괘(巽卦, ☴)】

곡우(穀雨)는 손괘(巽卦)의 하효(下爻, --)에 해당되며, 손(巽)이 있는 자리는 선천팔괘(先天八卦)에서 태(兌)가 있던 곳입니다. 태(兌)의 하효(下爻) 양(陽)과 손(巽)의 하효(下爻) 음(陰)이 상합(相合)하면 비와 이슬이 풍성하며, 태(兌)는 못이고 손(巽)은 바람이므로 풍우(風雨)가 증가하는 모양입니다. 못(澤)은 곡물을 윤택하게 하는 근원이고 손(巽)은 곡물의 싹이 되므로 곡우(穀雨)라 하였습니다.

4. 여름 절기(節氣)의 명의(名義)와 팔괘(八卦)

팔괘(八卦)와 여름의 절기(節氣)인 입하(立夏), 소만(小滿), 망종(芒種), 하지(夏至), 소서(小暑), 대서(大暑)와는 어떤 관계가 있습니까?

태(兌) ☱	건(乾) ☰	손(巽) ☴
이(離) ☲		감(坎) ☵
진(震) ☳	곤(坤) ☷	간(艮) ☶

〈선천팔괘차서구궁배속도〉

곡우 입하 소만	망종 하지 소서	대서 입추 처서
청명 춘분 경칩		백로 추분 한로
우수 입춘 대한	소한 동지 대설	소설 입동 상강

〈24절기 8괘 배속도〉

손(巽) ☴	이(離) ☲	곤(坤) ☷
진(震) ☳		태(兌) ☱
간(艮) ☶	감(坎) ☵	건(乾) ☰

〈후천팔괘차서구궁배속도〉

【입하(立夏)와 손괘(巽卦, ☴)】

입하(立夏)는 손괘(巽卦)의 중효(中爻, ⚊)에 해당되며, 손괘(巽卦)의 중효(中爻)는 4월의 사화(巳火)에 속하여 화(火)를 생(生)하는 곳입니다. 손(巽)이 있는 자리는 선천팔괘(先天八卦)에서 태(兌)가 있던 곳으로 금(金)에 속하며 조금(燥金)의 작용과 초하(初夏)의 열기(熱氣)가 있으므로 입하(立夏)라 하였습니다.

【소만(小滿)과 손괘(巽卦, ☴)】

소만(小滿)은 손괘(巽卦)의 상효(上爻, ⚊)에 해당되며, 손(巽)이 있는 자리는 선천팔괘(先天八卦)에서 태(兌)가 있던 곳입니다. 태괘(兌卦)의 상효(上爻) 음(陰)과 손괘(巽卦)의 상효(上爻) 양(陽)이 위에서 상합(相合)하고, 위쪽은 초목(草木)의 지엽(枝葉)에 상응하며 음양(陰陽)의 기운이 작은 가지(小枝)나 작은 잎(小葉)까지 더운 기운이 가득 차므로 소만(小滿)이라 하였습니다.

【망종(芒種)과 이괘(離卦, ☲)】

망종(亡種)은 이괘(離卦)의 하효(下爻, ⚊)에 해당되며, 이(離)가 있는 자리는 선천팔괘(先天八卦)에서 건(乾)이 있던 곳입니다. 이(離)는 사상(四象)에서 8괘(卦)로 변화하는 과정중 소음(少陰)에 속하는데, 건(乾)의 태양(太陽)을 얻어 소음(少陰)과 태양(太陽)이 상합(相合)하고 음양(陰陽)이 교감하게 됩니다. 그러면 만물이 다투어 피고 초목의 싹과 새순이 발육하고 벼나 조 등을 파종할 시기이므로 망종(芒種)이라 합니다.

【하지(夏至)와 이괘(離卦, ☲)】

하지(夏至)는 이괘(離卦)의 중효(中爻, ⚋)에 해당되며, 리(離)가 있는 자리는 선천팔괘(先天八卦)에서 건(乾)이 있던 곳입니다. 건괘(乾卦)의 양기(陽氣)와 이괘(離卦)의 화(火)가 상합(相合)하여 이화(離火)의 기운을 도와 염열(炎熱)하고, 낮의 길이가 제일 길어 여름(夏)의 열기(熱氣)가 지극(至極)하므로 하지(夏至)라 하였습니다.

【소서(小暑)와 이괘(離卦, ☲)】

소서(小暑)는 이괘(離卦)의 상효(上爻, ⚊)에 해당되며, 이(離)가 있는 자리는 선천팔괘(先天八卦)에서 건(乾)이 있던 곳입니다. 건(乾)은 태양(日)의 체(體)가 되고, 이(離)는 태양(日)의 빛이 되므로 '暑' 字는 '日'이 2개가 서로 연결되어 있으며, 비록 더운 기운이 염열(炎熱)하지만 대열(大熱)에는 이르지 못하므로 소서(小暑)라 하였습니다.

【대서(大暑)와 곤괘(坤卦, ☷)】

대서(大暑)는 곤괘(坤卦)의 하효(下爻, --)에 해당되며, 곤(坤)이 음(陰)에 속하지만 서남방에 있어 화(火)가 염상(炎上)하여 땅(土)이 조열(燥熱)해지는 곳입니다. 곤(坤)이 있는 자리는 선천팔괘(先天八卦)에서 손(巽)이 있던 곳으로 손목(巽木)이 남방의 화염(火炎)을 발생시키고, 6월의 태양이 적도에 이르러 서기(暑氣)가 대열(大熱)하므로 대서(大暑)라 하였습니다.

5. 가을 절기(節氣)의 명의(名義)와 팔괘(八卦)

> 팔괘(八卦)와 가을의 절기(節氣)인 입추(立秋), 처서(處暑), 백로(白露), 추분(秋分), 한로(寒露), 상강(霜降)과는 어떤 관계가 있습니까?

태(兌) ☱	건(乾) ☰	손(巽) ☴
이(離) ☲		감(坎) ☵
진(震) ☳	곤(坤) ☷	간(艮) ☶

〈선천팔괘차서구궁배속도〉

곡 입 소 우 하 만	망 하 소 종 지 서	대 입 처 서 추 서
청명 춘분 경칩		백로 추분 한로
우 입 대 수 춘 한	소 동 대 한 지 설	소 입 상 설 동 강

〈24절기 8괘 배속도〉

손(巽) ☴	이(離) ☲	곤(坤) ☷
진(震) ☳		태(兌) ☱
간(艮) ☶	감(坎) ☵	건(乾) ☰

〈후천팔괘차서구궁배속도〉

【입추(立秋)와 곤괘(坤卦, ☷)】

입추(立秋)는 곤괘(坤卦)의 중효(中爻, --)에 해당되며, 곤(坤)은 노음(老陰)이고 곤(坤)이 있는 자리는 선천팔괘(先天八卦)에서 손(巽)이 있던 곳입니다. 손풍(巽風)과 곤음(坤陰)의 서늘한 기운을 받아 더운 기운이 점차 소실되므로 입추(立秋)라 하였습니다.

【처서(處暑)와 곤괘(坤卦, ☷)】

처서(處暑)는 곤괘(坤卦)의 상효(上爻, --)에 해당되며, 곤(坤)은 노음(老陰)이고 곤(坤)이 있는 자리는 선천팔괘(先天八卦)에서 손(巽)이 있던 곳입니다. 손풍(巽風)과 곤음(坤陰)의 기운으로 서늘한 바람이 불어와서 뜨겁던 서기(暑氣)가 이때부터 점점 그치게 되므로 처서(處暑)라 하였습니다.

【백로(白露)와 태괘(兌卦, ☱)】

백로(白露)는 태괘(兌卦)의 하효(下爻, ━)에 해당되며, 태(兌)는 금(金)에 속하여 서방의 백색(白色)이 되고, 태(兌)가 있는 자리는 선천팔괘(先天八卦)에서 감(坎)이 있던 곳입니다. 그러므로 태(兌)는 감수(坎水)의 기운을 받아 수(水)가 이슬이 되므로 백로(白露)라 하였습니다.

【추분(秋分)과 태괘(兌卦, ☱)】

추분(秋分)은 태괘(兌卦)의 중효(中爻, ━)에 해당되며, 태(兌)가 있는 자리는 선천팔괘(先天八卦)에서 감(坎)이 있던 곳입니다. 태금(兌金)은 감수(坎水)의 기운으로 음기(陰氣)가 하강하고 있는 모양이며, 가을의 중간인 유월(酉月)에 위치하여 가을(秋)의 앞과 뒤를 나누므로 추분(秋分)이라 하였습니다.

【한로(寒露)와 태괘(兌卦, ☱)】

한로(寒露)는 태괘(兌卦)의 상효(上爻, ╍)에 해당되며, 태(兌)가 있는 자리는 선천팔괘(先天八卦)에서 감(坎)이 있던 곳입니다. 태(兌)의 상효(上爻) 음기(陰氣)는 감수(坎水)의 한기(寒氣)를 얻어 음(陰)과 한(寒)이 상결(相結)하여 이슬이 되므로 한로(寒露)라 하였습니다.

【상강(霜降)과 건괘(乾卦, ☰)】

상강(霜降)은 건괘(乾卦)의 하효(下爻, ━)에 해당되며, 건(乾)이 있는 자리는 선천팔괘(先天八卦)에서 간(艮)이 있던 곳입니다. 건금(乾金)의 한기(寒氣)는 간토(艮土)의 음기(陰氣)를 얻어 이슬이 응결되면 서리(霜)가 되므로 상강(霜降)이라 하였습니다.

6. 겨울 절기(節氣)의 명의(名義)와 팔괘(八卦)

> 팔괘(八卦)와 겨울의 절기(節氣)인 입동(立冬), 소설(小雪), 대설(大雪), 동지(冬至), 소한(小寒), 대한(大寒)과는 어떤 관계가 있습니까?

태(兌) ☱	건(乾) ☰	손(巽) ☴
이(離) ☲		감(坎) ☵
진(震) ☳	곤(坤) ☷	간(艮) ☶

〈선천팔괘차서구궁배속도〉

곡 입 소 우 하 만	망 하 소 종 지 서	대 입 처 서 추 서
청명 춘분 경칩		백로 추분 한로
우 입 대 수 춘 한	소 동 대 한 지 설	소 입 상 설 동 강

〈24절기 8괘 배속도〉

손(巽) ☴	이(離) ☲	곤(坤) ☷
진(震) ☳		태(兌) ☱
간(艮) ☶	감(坎) ☵	건(乾) ☰

〈후천팔괘차서구궁배속도〉

【입동(立冬)과 건괘(乾卦, ☰)】

입동(立冬)은 건괘(乾卦)의 중효(中爻, ⚊)에 해당되며, 건(乾)은 10월의 해수(亥水)에 속하고, 건(乾)이 있는 자리는 선천팔괘(先天八卦)에서 간(艮)이 있던 곳입니다. 건금(乾金)의 기운과 한(寒)과 간토(艮土)의 음(陰)이 서로 재촉하고 겨울의 영(令)을 시행하여 겨울 3개월이 이 때부터 세워지므로 입동(立冬)이라 하였습니다.

【소설(小雪)과 건괘(乾卦, ☰)】

소설(小雪)은 건괘(乾卦)의 상효(上爻, ⚊)에 해당되며, 건(乾)이 있는 자리는 선천팔괘(先天八卦)에서 간(艮)이 있던 곳입니다. 건금(乾金)은 서북방의 수기(水氣)인 음기(陰氣)를 받아 동(凍)하여 설(雪)이 내리기 시작하는 때이므로 소설(小雪)이라 하였습니다.

【대설(大雪)과 감괘(坎卦, ☵)】

대설(大雪)은 감괘(坎卦)의 하효(下爻, ⚋)에 해당되며, 감(坎)은 수(水)를 근본으로 하고, 감(坎)이 있는 자리는 선천팔괘(先天八卦)에서 곤(坤)이 있던 곳입니다. 곤토(坤土)는 노음(老陰)으로 음한(陰寒)한 기운이 더욱 성하여 눈(雪)이 많게 되므로 대설(大雪)이라 하였습니다.

【동지(冬至)와 감괘(坎卦, ☵)】

동지(冬至)는 감괘(坎卦)의 중효(中爻, ⚊)에 해당되며, 감(坎)이 있는 자리는 선천팔괘(先天八卦)에서 곤(坤)이 있던 곳입니다. 곤토(坤土)의 음(陰)과 감수(坎水)가 상조(相助)하여 감

(坎)의 어두운 수기(水氣)를 도와 음한(陰寒)이 성(盛)하고 밤의 길이가 제일 길고 추운 겨울의 한기(寒氣)가 지극하므로 동지(冬至)라 하였습니다.

【소한(小寒)과 감괘(坎卦, ☵)】

소한(小寒)은 감괘(坎卦)의 상효(上爻, ⚋)에 해당되며, 감(坎)이 있는 자리는 선천팔괘(先天八卦)에서 곤(坤)이 있던 곳입니다. 곤토(坤土)는 노음(老陰)으로 한(寒)하고, 감(坎)은 동지(冬至)에 생기는 양기(陽氣)가 곤토(坤土)의 찬 기운을 녹게 하고 비록 한기(寒氣)가 있지만 크게 한(寒)하지 않으므로 소한(小寒)이라 하였습니다.

【대한(大寒)과 간괘(艮卦, ☶)】

대한(大寒)은 간괘(艮卦)의 하효(下爻, ⚋)에 해당되며, 간(艮)이 있는 자리는 선천팔괘(先天八卦)에서 진(震)이 있던 곳입니다. 진(震)은 태극(太極) → 음양(陰陽) → 사상(四象) → 팔괘(八卦)의 변화에서 소음(少陰)에 해당됩니다. 소음(少陰)의 음(陰)과 간토(艮土)의 이음(二陰)이 서로 상박(相搏)하면 찬 기운이 성(盛)하게 되므로 대한(大寒)이라 하였습니다.

第6節 1년(年)의 음양승강(陰陽升降)

1. 1년(年)의 한열변화(寒熱變化)

1년의 한열변화(寒熱變化)를 어떻게 이해합니까?

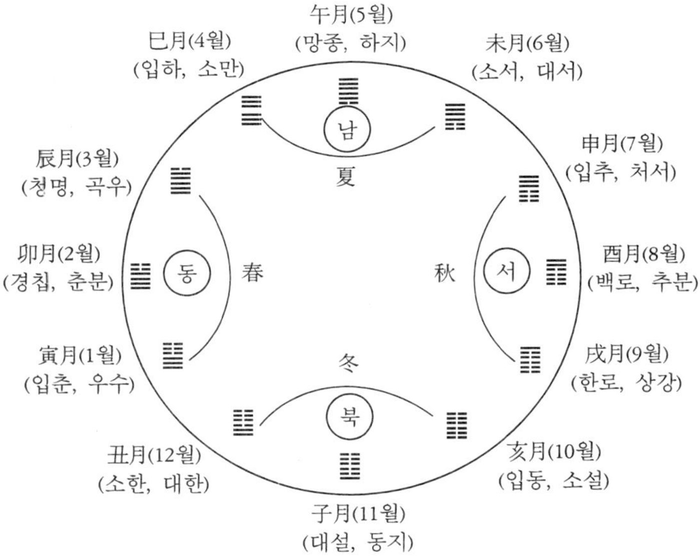

〈12개월의 괘상(卦象) 및 절기(節氣) 배속〉

1년(年)의 양기(陽氣)와 음기(陰氣)가 돌고 돌아 다시 시작되어 순환이 끝없는 것은 한(寒)과 열(熱)이 서로 밀어 변화가 생기기 때문입니다.

추위가 가면 더위가 오고, 더위가 가면 추위가 오는데 이런 변화의 근본은 천(天)이 좌선(左旋)하고 지(地)가 우전(右轉)하여 천지(天地)가 상응하여 나타나고 있습니다.

2. 양기(陽氣)의 상승(上升)

1년의 양기(陽氣) 상승(上升)을 어떻게 이해합니까?

동지(冬至)에 일양(一陽)이 시생(始生)하는 것은 중지곤괘(重地坤卦)의 초효(初爻)에서 생긴 것입니다. 이후 1개월에 한 효(爻)씩 상승하여 망종(芒種)에는 여섯 효(爻)를 돌아 양기(陽氣)가 맨 위에 올라와 더 오르지 못하게 되면 양(陽)이 극(極)하여 음(陰)이 발생하게 됩니다.

3. 음기(陰氣)의 하강(下降)

1년의 음기(陰氣) 하강(下降)을 어떻게 이해합니까?

하지(夏至)에 일음(一陰)이 시생(始生)하는 것은 중천건괘(重天乾卦)의 초효(初爻)에서 생긴 것입니다. 이후 1개월에 한

효(爻)씩 하강하여 대설(大雪)까지 내려오게 됩니다. 여섯 효(爻)를 돌아 음기(陰氣)가 맨 밑에 내려와 더 내려가지 못하게 되면 음(陰)이 극(極)하여 양(陽)을 발생하게 됩니다.

4. 7수(數)와 동지(冬至), 하지(夏至)

7수(數)와 동지(冬至), 하지(夏至)를 어떻게 이해합니까?

동지(冬至)에는 일양(一陽)이 중지곤괘(重地坤卦)의 초효(初爻)에서 생(生)하고, 하지(夏至)에는 일음(一陰)이 중천건괘(重天乾卦)의 상효(上爻)에서 생깁니다.

동지(冬至)에 일양(一陽)이 생기기 시작하여 6번 변화하여 사월(巳月 ; 立夏, 小滿 節氣)이 되면 육양(六陽)이 생겨 중천건괘(重天乾卦)가 되면 더 변화하지 못하고 하지(夏至)가 되면 일음(一陰)이 생깁니다. 하지에 일음(一陰)이 생기기 시작하여 6번 변화하여 해월(亥月 ; 立冬 小雪 節氣)이 되면 육음(六陰)이 생겨 중지곤괘(重地坤卦)가 되면 더 변화하지 못하고 동지가 되면 일양(一陽)이 생깁니다.

이와 같이 양기(陽氣)가 상승하고 음기(陰氣)가 하강하는 것은 6번 변화하여 7번째가 되는 절기(節氣)는 동지(冬至)와 하지(夏至)이므로 7수(數)는 변화를 상징합니다.

동지(冬至)와 하지(夏至)는 대대(對待)에 위치하여 6개월이 지나 7개월이 되면 만나고, 하늘에는 칠성(七星)이 있고, 땅에는 칠보(七寶)가 있어 사람과 만물을 이롭게 합니다.

5. 사람과 7수(數)

선천팔괘(先天八卦)에서 사람과 7수(數)를 어떻게 이해합니까?

사람에게는 칠보(七寶)가 있어 일생(一生)을 운영하고, 괘(卦)에는 칠변(七變)이 있어 칠일(七日)이면 다시 돌아오는데, 1년 12월 괘(卦)의 변화가 산지박(山地剝)에서 칠변(七變)하면 지뢰복(地雷復)으로 순환하는 것이 자연의 이치입니다.

그러므로 사람이 태어나서도 칠일(七日)을 단위로 기념하여 삼재(三才)의 원리로 삼칠(三七)의 21일(日)을 행(行)하고, 죽고 나서도 칠일(七日)을 단위로 칠변(七變)하여 49일이 되면 순환이 끝나므로 49재(齋)를 지내게 됩니다.

맺음말

지금까지의 문답에서 이해하기 어려운 점이 있었겠지만 이는 역리(易理)를 한의학적 관점에서 설명하기 위해서 공부하지 않은 내용과 용어가 있었기 때문입니다.

인신(人身)을 이해하는 방법에는 여러 가지의 이론이 있을 수 있습니다. 우리는 지금까지 역리(易理)의 바탕이 인신(人身)의 생성(生成)과 발달에서부터 출발하였다고 보았습니다. 그러므로 한의학을 공부하기 위해서는 『의학입문(醫學入門)』의 선천도설(先天圖說)과 같이 역리(易理)가 필요하다는 것을 느꼈을 것입니다.

앞으로 선천팔괘(先天八卦)에서 후천팔괘(後天八卦)로 변화하는 과정과 하도(河圖)와 낙서(洛書)의 변화를 비교하여 오행(五行)의 역리(易理)를 궁구하시기 바랍니다. 그리고 8괘(卦)의 오행(五行)에서 괘상(卦象)이 갖고 있는 천간납갑(天干納甲)과 지지납갑(地支納甲)을 12포태법(胞胎法)으로 이해하여 오행(五行)이 생장화수장(生長化收藏)하는 이치를 연구하시기 바랍니다.

우리는 앞으로 의역문답에서 제시한 여러 가지의 역리(易理)를 통해 육경(六經)과 경맥(經脈), 장부(臟腑)의 생리

(生理)를 이해하고 기초(基礎)와 임상(臨床)이 모두 역리(易理)에 있음을 제공할 계획입니다.

한의학의 뿌리인 역리(易理)의 연구를 통해 평소 한의학에 대한 의문점이 다소나마 해결되어 학문적 성취가 이루어지길 기원합니다.

부록 : 의역도표(醫易圖表)

인간은
자연으로부터 태어나서
자연 속에서 살다가
자연으로 돌아간다

자연 속의 만물은
예외없이 자연의 움직임에
따라간다

자연을 알면
인간을 알 수 있다

자연을 알 수 있는
선인의 방법이
易이다

1. 효(爻)의 구성

— : 양효(陽爻), -- : 음효(陰爻)

2. 소성괘(小成卦)의 구성

괘상(卦象)	괘명(卦名)	괘(卦)의 수(數) 및 상징	괘(卦)의 특징	오행(五行)
☰	건괘(乾卦)	일건천(一乾天)	건삼련(乾三連)	양금(陽金)
☱	태괘(兌卦)	이태택(二兌澤)	태상절(兌上絶)	음금(陰金)
☲	이괘(離卦)	삼리화(三離火)	이중절(離中絶)	화(火)
☳	진괘(震卦)	사진뢰(四震雷)	진하련(震下連)	양목(陽木)
☴	손괘(巽卦)	오손풍(五巽風)	손하절(巽下絶)	음목(陰木)
☵	감괘(坎卦)	육감수(六坎水)	감중련(坎中連)	수(水)
☶	간괘(艮卦)	칠간산(七艮山)	간상련(艮上連)	양토(陽土)
☷	곤괘(坤卦)	팔곤지(八坤地)	곤삼절(坤三絶)	음토(陰土)

〈소성괘(小成卦)의 구성〉

3. 소성괘(小成卦)의 주효(主爻)

☰ : 건괘(乾卦)→양효(陽爻), ☱ : 태괘(兌卦)→음효(陰爻)
☲ : 이괘(離卦)→음효(陰爻), ☳ : 진괘(震卦)→양효(陽爻)

☴ : 손괘(巽卦)→음효(陰爻), ☵ : 감괘(坎卦)→양효(陽爻)
☶ : 간괘(艮卦)→양효(陽爻), ☷ : 곤괘(坤卦)→음효(陰爻)

4. 생수(生數), 성수(成數), 오행(五行), 방위표

생수 (生數)	성수 (成數)	오행 (五行)	방위 (方位)
1	6	수	북
2	7	화	남
3	8	목	동
4	9	금	서
5	10	토	중앙

〈생수 · 성수 · 오행 · 방위표〉

5. 천지수(天地數)의 오행(五行)과 팔괘(八卦)

천지수(天地數)		오행(五行)	괘상(卦象)
천일(天一)	지육(地六)	수(水)	☵감괘(坎卦)
지이(地二)	천칠(天七)	화(火)	☲이괘(離卦)
천삼(天三)	지팔(地八)	목(木)	☳진괘(震卦)
지사(地四)	천구(天九)	금(金)	☱태괘(兌卦)
천오(天五)	지십(地十)	토(土)	☷곤괘(坤卦)

〈천지수(天地數)의 오행(五行)과 팔괘(八卦)〉

6. 선천수(先天數)와 후천수(後天數)

선천수(先天數)	후천수(後天數)
1, 2, 3, 4, ⑤, 6, 7, 8, 9, 0 생수(生數) 성수(成數)	1, 2, 3, 4, 5, 6, 7, 8, 9 선천(先天)에서 10이 빠짐
합수 55 : 5 + 5 = 10	합수 45 : 4 + 5 = 9
1수 태극(太極)에서 시작(始作), 음수(陰數) 0으로 종(終)	1수 태극(太極)에서 시작(始作), 양수(陽數) 9로 종(終)
상생(相生 ; 陰數로 완성)	상극(相克 ; 陽數로 변화)
1에서 0으로 끝난다. (one zero 이론)	최고의 변화수 : 9×9=81 (내경, 난경 각 81편)

7. 12개월의 괘상(卦象) 및 절기(節氣) 배속

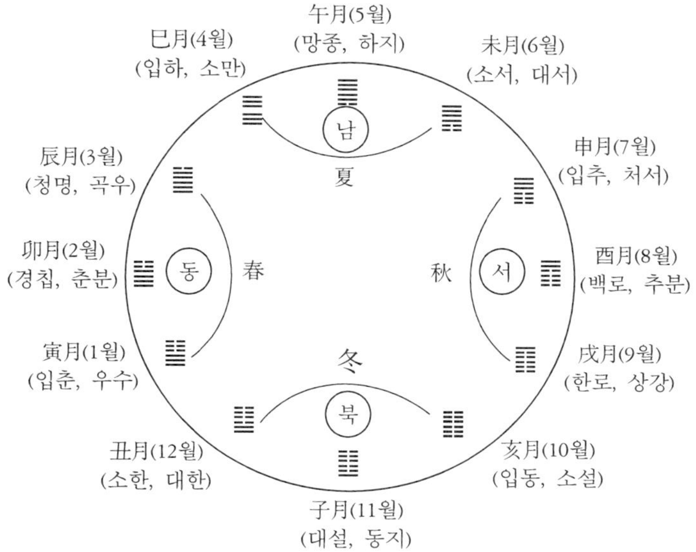

〈12개월의 괘상(卦象) 및 절기(節氣) 배속〉

8. 천간(天干)의 오행(五行), 방위(方位) 및 수(數) 배속

천간(天干)	갑(甲)	을(乙)	병(丙)	정(丁)	무(戊)	기(己)	경(庚)	신(辛)	임(壬)	계(癸)
오행(五行)	양목(陽木)	음목(陰木)	양화(陽火)	음화(陰火)	양토(陽土)	음토(陰土)	양금(陽金)	음금(陰金)	양수(陽水)	음수(陰水)
장부(臟腑)	담(膽)	간(肝)	소장(小腸)	심(心)	위(胃)	비(脾)	대장(大腸)	폐(肺)	방광(膀胱)	신(腎)
방위	동	동	남	남	중앙	중앙	서	서	북	북
수	3	8	7	2	5	10	9	4	1	6

〈천간(天干)의 오행(五行), 방위(方位) 및 수(數) 배속〉

9. 지지(地支)의 오행(五行), 방위(方位) 및 수(數) 배속

지지(地支)	자(子)	축(丑)	인(寅)	묘(卯)	진(辰)	사(巳)	오(午)	미(未)	신(申)	유(酉)	술(戌)	해(亥)
오행(五行)	양수(陽水)	음토(陰土)	양목(陽木)	음목(陰木)	양토(陽土)	음화(陰火)	양화(陽火)	음토(陰土)	양금(陽金)	음금(陰金)	양토(陽土)	음수(陰水)
장부(臟腑)	방광(膀胱)	비(脾)	담(膽)	간(肝)	위(胃)	심(心)	소장(小腸)	비(脾)	대장(大腸)	폐(肺)	위(胃)	신(腎)
방위	북	중앙	동	동	중앙	남	남	중앙	서	서	중앙	북
수	1	10	3	8	5	2	7	10	9	4	5	6

〈지지(地支)의 오행(五行), 방위(方位) 및 수(數) 배속〉

10 하도(河圖) 및 낙서(洛書)의 수(數) 배열

	7 2	
8, 3	5, 10	4, 9
	1 6	

〈하도의 수 배열〉

7	2	9
3	5, 10	4
8	1	6

〈하도의 구궁수 배열〉

4	9	2
3	5	7
8	1	6

〈낙서의 구궁수 배열〉

11. 오행(五行)의 상생(相生), 상극도(相克圖)

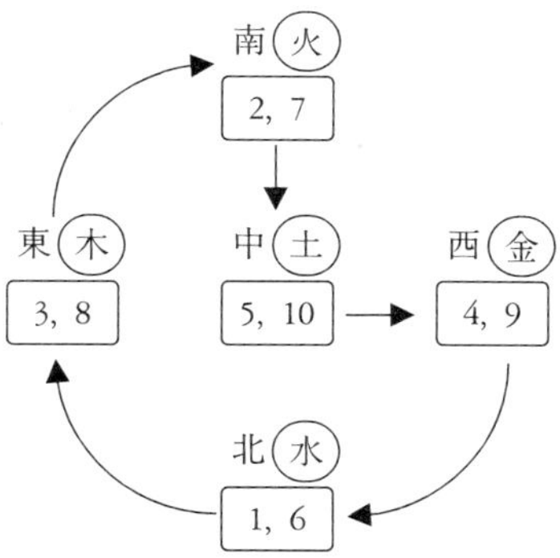

〈오행상생도(五行相生圖)〉

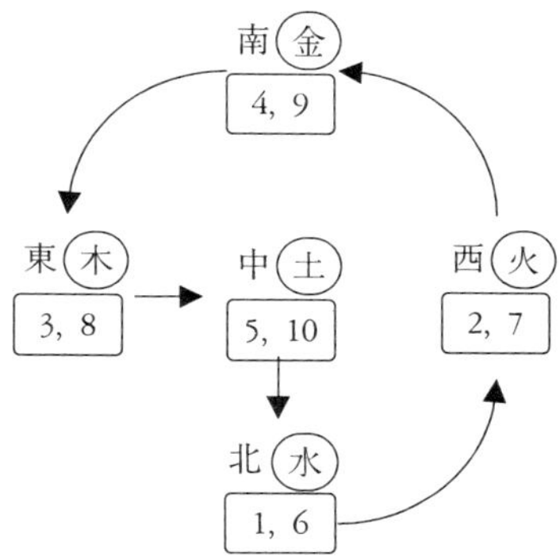

〈오행상극도(五行相克圖)〉

12. 선천팔괘(先天八卦) 및 후천팔괘(後天八卦) 구궁배속도(九宮配屬圖)

태(兌) (☱)	건(乾) (☰)	손(巽) (☴)
이(離) (☲)		감(坎) (☵)
진(震) (☳)	곤(坤) (☷)	간(艮) (☶)

〈선천팔괘구궁배속도〉

손(巽) (☴)	이(離) (☲)	곤(坤) (☷)
진(震) (☳)		태(兌) (☱)
간(艮) (☶)	감(坎) (☵)	건(乾) (☰)

〈후천팔괘구궁배속도〉

13. 후천팔괘(後天八卦)의 오행(五行) 및 장부구궁도(臟腑九宮圖)

손(巽, ☴) 음목(陰木)	이(離, ☲) 화(火)	곤(坤, ☷) 음토(陰土)
진(震, ☳) 양목(陽木)		태(兌, ☱) 음금(陰金)
간(艮, ☶) 양토(陽土)	감(坎, ☵) 수(水)	건(乾, ☰) 양금(陽金)

〈후천팔괘와 오행구궁도〉

간 (肝)	심, 소장 (心,小腸)	비 (脾)
담 (膽)		폐 (肺)
위 (胃)	신, 방광 (腎, 膀胱)	대장 (大腸)

〈장부구궁배속도〉

14. 선천팔괘(先天八卦) 및 후천팔괘(後天八卦) 오행구궁도(五行九宮圖)

태금 (兌金)	건금 (乾金)	손목 (巽木)
이화 (離火)		감수 (坎水)
진목 (震木)	곤토 (坤土)	간토 (艮土)

〈선천팔괘와 오행구궁도〉

손목 (巽木)	이화 (離火)	곤토 (坤土)
진목 (震木)		태금 (兌金)
간토 (艮土)	감수 (坎水)	건금 (乾金)

〈후천팔괘와 오행구궁도〉

15. 하도(河圖) 및 낙서(洛書) 구궁수(九宮數)와 오행도(五行圖)

7 화 (七火)	2 화 (二火)	9 금 (九金)
3 목 (三木)	5, 10 토 (五, 十土)	4 금 (四金)
8 목 (八木)	1 수 (一水)	6 수 (六水)

〈하도구궁수와 오행도〉

4 금 (四金)	9 금 (九金)	2 화 (二火)
3 목 (三木)	5 토 (五土)	7 화 (七火)
8 목 (八木)	1 수 (一水)	6 수 (六水)

〈낙서구궁수와 오행도〉

16. 낙서오행천간구궁도(洛書五行天干九宮圖) 및 지지월별구궁도(地支月別九宮圖)

신금 (辛金)	경금 (庚金)	정화 (丁火)
갑목 (甲木)	무토 (戊土)	병화 (丙火)
을목 (乙木)	임수 (壬水)	계수 (癸水)

〈낙서오행천간구궁도(洛書五行天干九宮圖)〉

사(巳) 진(辰)	오(午)	미(未) 신(申)
묘(卯)		유(酉)
인(寅) 축(丑)	자(子)	술(戌) 해(亥)

〈지지월별구궁도(地支月別九宮圖)〉

17. 방위(方位)의 절기구궁도(節氣九宮圖)

동남(東南) 입하(立夏)	남(南) 하지(夏至)	서남(西南) 입추(立秋)
동(東) 춘분(春分)		서(西) 추분(秋分)
동북(東北) 입춘(立春)	북(北) 동지(冬至)	서북(西北) 입동(立冬)

〈방위(方位)의 절기구궁도(節氣九宮圖)〉

18. 선천팔괘(先天八卦) 및 후천팔괘(後天八卦) 가족도(家族圖)

태(兌, ☱) 소녀(少女)	건(乾, ☰) 부(父)	손(巽, ☴) 장녀(長女)
이(離, ☲) 중녀(中女)		감(坎, ☵) 중남(中男)
진(震, ☳) 장남(長男)	곤(坤, ☷) 모(母)	간(艮, ☶) 소남(少男)

〈선천팔괘(先天八卦) 가족도〉

손(巽, ☴) 장녀(長女)	이(離, ☲) 중녀(中女)	곤(坤, ☷) 모(母)
진(震, ☳) 장남(長男)		태(兌, ☱) 소녀(少女)
간(艮, ☶) 소남(少男)	감(坎, ☵) 중남(中男)	건(乾, ☰) 부(父)

〈후천팔괘(後天八卦) 가족도〉

19. 선천팔괘(先天八卦) 가족차서도(家族次序圖)

건(乾) ☰ 부(父)			곤(坤) ☷ 모(母)		
진(震) ☳	감(坎) ☵	간(艮) ☶	손(巽) ☴	이(離) ☲	태(兌) ☱
장남(長男)	중남(中男)	소남(少男)	장녀(長女)	중녀(中女)	소녀(少女)

〈선천팔괘(先天八卦) 가족차서도(家族次序圖)〉

20. 오행포태(五行胞胎)

	양생법	금(金)	목(木)	수(水)	화(火)
발생기	포(胞)	인(寅)	신(申)	사(巳)	해(亥)
	태(胎)	묘(卯)	유(酉)	오(午)	자(子)
	양(養)	진(辰)	술(戌)	미(未)	축(丑)
	생(生)	사(巳)	해(亥)	신(申)	인(寅)
성장기	욕(浴)	오(午)	자(子)	유(酉)	묘(卯)
	대(帶)	미(未)	축(丑)	술(戌)	진(辰)
	관(冠)	신(申)	인(寅)	해(亥)	사(巳)
	왕(旺)	유(酉)	묘(卯)	자(子)	오(午)
쇠퇴기	쇠(衰)	술(戌)	진(辰)	축(丑)	미(未)
	병(病)	해(亥)	사(巳)	인(寅)	신(申)
	사(死)	자(子)	오(午)	묘(卯)	유(酉)
	장(葬)	축(丑)	미(未)	진(辰)	술(戌)

〈오행포태(五行胞胎)〉

21. 24절기(節氣) 팔괘배속도(八卦配屬圖)

곡우 穀雨 입하 立夏 소만 小滿	망종 亡種 하지 夏至 소서 小暑	대서 大暑 입추 立秋 처서 處暑
청명(淸明) 춘분(春分) 경칩(驚蟄)		백로(白露) 추분(秋分) 한로(寒露)
우수 雨水 입춘 立春 대한 大寒	소한 小寒 동지 冬至 대설 大雪	소설 小雪 입동 立冬 상강 霜降

〈24절기 8괘 배속도〉

22. 8괘(卦)의 납갑(納甲)

팔괘(八卦)	천간납갑(天干納甲)	지지납갑(地支納甲)
건금(乾金)	내괘-갑(甲) 외괘-임(壬)	자인진오신술(子寅辰午申戌)
곤토(坤土)	내괘-을(乙) 외괘-계(癸)	미사묘축해유(未巳卯丑亥酉)
감수(坎水)	무(戊)	인진오신술자(寅辰午申戌子)
이화(離火)	기(己)	묘축해유미사(卯丑亥酉未巳)
진목(震木)	경(庚)	자인진오신술(子寅辰午申戌)
손목(巽木)	신(辛)	축해유미사묘(丑亥酉未巳卯)
태금(兌金)	정(丁)	사묘축해유미(巳卯丑亥酉未)
간토(艮土)	병(丙)	진오신술자인(辰午申戌子寅)

〈8괘(卦)의 납갑(納甲)〉

참고문헌

郭東烈. 醫易啓悟. 成輔社. 1997.
金敬琢. 新完譯周易. 明文堂. 1984.
金于齊, 沈載烈. 卜筮正宗精解. 明文堂. 1981.
金弘起, 姜鎭春. 傷寒學. 一中社. 1992.
東國大學校 韓醫科大學 原典學會. 明道易經.
宋点植. 醫學輯要. 文耕出版社. 1991.
李 梴. 醫學入門. 崇文社. 1974.
許 俊. 東醫寶鑑. 南山堂. 1990.
洪元植. 黃帝內經. 高文社. 1972.

찾아보기

저자 소개

신민규(申玟圭) 경희대학교 한의과대학 교수(2006)
경희대학교 한의과대학 학장(2006)
경희대학교 한의과대학 생리학교실 주임교수(2000)
대한동의생리병리학회지 편집위원장(2000)
정부출연 한국한의학연구원장(1997)
대한한의학회 이사장(1994)
경희대학교 대학원 박사(1982)
저서 동의생리학, 동의학영문용어사전, 최신생리학,
동의기혈생리학, 의역문답 2[육경(六經)・경맥(經脈)],
의역문답 3[생리편]

김홍기(金弘起) 경희대학교 한의과대학 외래교수(2006)
동신대학교 한의과대학 겸임교수(2006)
경희대학교 한의학과학기술연구원 부원장(1997)
상지대학교 한의과대학 외래교수(1994)
대전대학교 한의과대학 교수(1984)
경희대학교 대학원 박사(1982)
저서 외감과학, 상한학, 내경운기학정해,
의역문답 2[육경(六經)・경맥(經脈)], 의역문답 3[생리편]

의역문답

값 18,000원

2006년 12월 10일 1판 1쇄
2014년 8월 30일 1판 3쇄

저 자 신민규・김홍기
발 행 인 임 동 규
발 행 처 **집 문 당**
주 소 110-360 서울특별시 종로구 돈화문로 82
등 록 1971. 3. 23. 제300-2012-69호
영 업 부 (02)743-3192~3 팩스(02)742-4657
전자우편 sale@jipmoon.co.kr
편 집 부 (02)743-3096~7 팩스(02)743-0227
전자우편 edit@jipmoon.co.kr
홈페이지 www.jipmoon.co.kr

ISBN 89-303-1292-6

이 도서의 국립중앙도서관 출판시도서목록(CIP)은 e-CIP홈페이지(http://www.nl.go.kr/ecip)와 국가자료공동목록시스템(http://www.nl.go.kr/kolisnet)에서 이용하실 수 있습니다.
(CIP제어번호: CIP2012000982)